MELANIE ST. OURS

Sanft heilen und vorbeugen

EINFACH NATÜRLICH GESUND

VON APFELESSIG BIS KOKOSNUSSÖL

ÜBER 150 HEILMITTEL AUS NATÜRLICHEN ZUTATEN SELBST GEMACHT

AUS DEM ENGLISCHEN VON MARION ZERBST

NIKOL VERLAG

Wichtiger Hinweis:
Dieses Buch wurde sorgfältig erarbeitet, und alle Angaben wurden nach bestem Wissen überprüft. Informationen zur Selbsthilfe und zum Genuss von Pflanzen erfolgen ohne Gewähr. Für eventuelle Nachteile, die aus den Hinweisen des Buches entstehen könnten, übernehmen weder die Autorin noch der Verlag eine Haftung. Bei gesundheitlichen Problemen wird die Konsultation eines Spezialisten empfohlen. Jede Anwendung erfolgt auf eigene Verantwortung.

Titel der amerikanischen Originalausgabe:
The Simple Guide to Natural Health

Satz & Layout: ZeroSoft SRL, Timisoara
Umschlaggestaltung und Innenabbildungen:
André Nikol, Hamburg, unter Verwendung von shutterstock/annalisa e marina durante (Äpfel), Yongcharoen_kittiyaporn (Palme), PurpleBird (Kamille), Botanical Watercolor (Lavendel), Sandra_M (Zitrone), Gianluca ciriminna (Aloe vera) nach der Umschlaggestaltung der amerikanischen Originalausgabe von Stephanie Hannus

Druck: UAB BALTO print
Printed in Lithuania

ISBN: 978-3-86820-534-3

Besuchen Sie uns im Internet:
www.nikol-verlag.de

INHALT

Kapitel 3
Gesundes Wohnen
43

Kapitel 4
Haare, Haut und Nägel
67

Kapitel 6
Verdauungssystem

Kapitel 7

Emotionales Gleichgewicht und seelische Gesundheit

145

Kapitel 8

Fitness und Beweglichkeit

169

Kapitel 9

Entgiftung und Schadensbegrenzung

Kapitel 10
Frauenheilkunde

211

Schlusswort
Wie geht es jetzt weiter? Nächste Schritte, Informations- und Bezugsquellen

237

DANKSAGUNGEN

Alles Wissen in diesem Buch verdanke ich einer langen, mindestens drei Kontinente umspannenden Tradition. Ich erinnere mich mit tiefer Dankbarkeit an die unzähligen Heiler und Lehrer – über Generationen hinweg, die dieses Wissen im Lauf von Jahrhunderten entwickelt und weitergegeben haben. Vor allem Michael und Lesley Tierra, Susan Kramer, Heidi Lindemann und Michael Perry, Christine Lynn, Andrea J. Lee und all den Lehrern und Autoren, die mir meinen Weg gezeigt haben, möchte ich an dieser Stelle ganz herzlich danken. Außerdem bedanke ich mich bei all meinen Patienten, Schülern und meiner Gemeinde: Ihr wart meine allerbesten Lehrer. Ein herzliches Dankeschön gebührt auch Julia Jacques, Katie Corcoran Lytle und dem Team von Adams Media, das die Entstehung dieses Buches überhaupt erst ermöglicht hat. Ali, Adam, Whitney und Sara: Eure Hilfe bei der Arbeit an meinem Manuskript wäre schon Grund genug, euch zu danken; aber ihr wisst, dass meine Liebe und Dankbarkeit weit darüber hinausgeht. Danke für alles. Ganz besonderen Dank möchte ich allen aussprechen, die meine Rezepte getestet haben: Kyoko Bristow, Lisa Mitchell, Carrie James, Kayla Mollet, Anna Keefe, Helen Kinsel, Claire Murphy, Morgan Hodge, Kim Pence, Barbara Elder, Christine Hendrix, Michelle Bobrow, Jessica Grossman, Shannon Mulligan und Kaitlin Brown. Ohne euch gäbe es dieses Buch nicht. Auch meiner Familie und meinen Vorfahren werde ich für immer und ewig dankbar sein. Ich hoffe, dass meine Bemühungen der Liebe, die ihr mir geschenkt, und der Opfer, die ihr mir gebracht habt, wert sind!

VORWORT

Nach sechsjähriger klinischer Praxis und noch viel längerer Beschäftigung mit diesem Thema ist mein Vertrauen in die Wirksamkeit der Pflanzenheilkunde durch nichts mehr zu erschüttern. Pflanzen sind zwar keine Wunderheilmittel; aber sie ergänzen unsere Schulmedizin ganz hervorragend und gleichen etliche ihrer Fehler und Schwächen aus. Woche für Woche kommen Patienten mit allen möglichen körperlichen und seelischen Problemen zu mir, die die Vertreter der Schulmedizin nicht lösen konnten oder wollten. Und Monat für Monat beobachte ich, dass es fast all diesen Patienten nach meiner Behandlung besser geht. Diese hohe Erfolgsrate ist nicht etwa darauf zurückzuführen, dass ich irgendeine besondere Gabe besitze; ich verdanke meine Erfolge schlicht und einfach dem differenzierten Verständnis von Gesundheit und Krankheit der Traditionellen Chinesischen Medizin (TCM), von dem ich mich in meiner Praxis leiten lasse. Es ist völlig normal, dass unser Körper wieder gesund wird, wenn man ihn von Unausgewogenheiten, aus denen Krankheiten entstehen, befreit und diesen Heilungsprozess durch eine gesunde Lebensweise unterstützt. Zu wissen, wie man Heilpflanzen bei komplizierten gesundheitlichen Problemen einsetzen kann (und wann man das *nicht* tun sollte), erfordert zwar ein langjähriges Studium; doch die praktische Anwendung dieser Pflanzenheilkunde zur Erhaltung Ihrer Gesundheit lässt sich leicht erlernen, und dieses Buch ist eine gute Starthilfe, wenn Sie sich näher mit diesem Thema beschäftigen möchten.

Was ich mir für Sie, liebe Leser, wünsche, ist bereits zum Greifen nahe: Sie sollen den Genuss und die Unterstützung bei der Bekämpfung gesundheitlicher Probleme kennenlernen, die die Pflanzenheilkunde bietet. Deshalb habe ich dieses Buch so aufgebaut, dass man es nicht unbedingt von vorn bis hinten durchlesen muss, sondern praktisch damit arbeiten kann; und dabei wird Ihre eigene Erfahrung Ihr bester Lehrmeister sein. Probieren Sie die Heilmittel aus. Achten Sie auf ihren Geruch und ihren Geschmack und auf die subtilen Wahrnehmungen und Gefühle, die sie in Ihnen auslösen. Vertrauen Sie auf Ihr eigenes Urteil. Wenn Sie diese Ratschläge beherzigen, werden Sie bald lernen, sich auf die heilenden Gaben der Natur zu verlassen. Und dann werden Sie sich nicht nur sehr viel vitaler fühlen, sondern auch eine ganz neue Dankbarkeit für diese wunderschöne Erde empfinden, auf der wir leben.

EINLEITUNG

Naturheilkunde hilft tatsächlich. Unsere ebenso sparsamen und bodenständigen wie kreativen Vorfahren setzten fast ausschließlich auf pflanzliche Heilmittel; und diese Mittel bringen uns heute immer noch den gleichen Nutzen wie früher. In meinem Buch erkläre ich Ihnen moderne Anwendungsmöglichkeiten dieser uralten, bewährten Heilkunde und erleichtere Ihnen den Einstieg in die Anwendung von Heilpflanzen, gesunden Nahrungsmitteln und ganz normalen Zutaten, mit denen Sie etwas für Ihr eigenes Wohlbefinden und die Ihrer Angehörigen tun können.

Dieses Buch enthält Schritt-für-Schritt-Anleitungen für über 150 wirksame Rezepte, die sich leicht zubereiten lassen und deren Zutaten nicht teuer sind. In jedem Kapitel geht es um ein wichtiges Körpersystem, und es werden jeweils zwei verschiedene Arten von Rezepten vorgestellt: Heilmittel, die häufige Beschwerden lindern, sodass Sie sich nach einer Krankheit oder Verletzung oder einem Ungleichgewicht in Ihrem Körper schneller wieder erholen können; und Stärkungsmittel (darunter auch gesunde Lebensmittel), die man regelmäßig zu sich nehmen kann, um seinen Körper zu ernähren, zu kräftigen und zu regenerieren.

Falls Sie schon seit Jahren mit Naturheilmitteln arbeiten, werden Sie in diesem Buch neue Anwendungsmöglichkeiten für bereits bekannte Zutaten finden. Und natürlich können Sie die darin enthaltenen Rezepte auch abwandeln und auf Ihre individuellen Wünsche und Bedürfnisse (und diejenigen Ihrer Angehörigen) abstimmen. Und wenn Sie noch ein Neuling auf dem Gebiet der Naturheilkunde sind, können Sie sich dank diesem ultimativen Ratgeber die mühselige Versuch-und-Irrtum-Phase des Lernprozesses ersparen. Denn dieses Buch bietet Ihnen alle Informationen, die Sie brauchen, um die richtigen gesundheitsfördernden Zutaten auszuwählen, zu kaufen und sachgerecht zu lagern; über ihre positiven Wirkungen Bescheid zu wissen; sie gefahrlos anzuwenden; und daraus Tees, Tinkturen, Balsame oder Salben zuzubereiten. Schon bald werden auf diese Weise Kreationen entstehen, mit denen Sie Ihr Zuhause in eine duftende Wellnessoase verwandeln, jeden Zentimeter Ihrer Haut verwöhnen, wirksame Antioxidanzien in Ihre Mahlzeiten schmuggeln und alle möglichen Alltagsbeschwerden lindern können – von Schlafstörungen bis hin zu Menstruationsschmerzen. Also lassen Sie uns beginnen!

Kapitel 1

EINFÜHRUNG IN DIE WELT DER NATURHEILKUNDE

Sie sind ein Teil der Natur. Selbst inmitten des Lärms und der Hektik Ihrer stressigsten Tage werden Sie von Mutter Erde versorgt und genährt – genau wie alle Lebewesen auf diesem Planeten. Egal was Sie essen, was Sie für die Schönheit von Haut und Haaren tun oder nach welchen Arzneimitteln Sie bei Krankheiten und Beschwerden greifen – Sie sind stets ein Kind der Natur und haben ein Recht auf ihre heilenden Gaben. In diesem Buch möchte ich Ihnen zeigen, was für ein gutes Gefühl es ist, dass man sich auf pflanzliche Präparate, Naturheilmittel und gesunde Lebensmittel verlassen kann, wann immer man Hilfe braucht.

Die Erkenntnis, wie reich die Natur uns mit ihren Gaben beschenkt, erfüllt uns mit einem Gefühl tiefer Dankbarkeit; und doch ist die tägliche Zubereitung und Anwendung solcher Heilmittel etwas ganz Praktisches und Rationales. Jede Zutat erfüllt ihren Zweck; für jeden Zubereitungsschritt gibt es einen Grund. Sobald Sie ein paar Grundprinzipien der Pflanzenheilkunde kennen, können Sie mit der Anschaffung der nötigen Zutaten beginnen, erste Rezepte ausprobieren und die Wirksamkeit der Naturheilkunde am eigenen Leib erfahren. In diesem Kapitel möchte ich Sie in einige besondere Eigenschaften von Heilpflanzen einführen, Ihnen die Grundprinzipien der Naturheilkunde erläutern und erklären, wie man Naturheilmittel gefahrlos anwendet (und wann man sie nicht anwenden sollte).

Worin liegt der Nutzen von Naturheilmitteln?

Die Traditionelle Chinesische Medizin vergleicht das Wesen einer Krankheit mit einem Baum mit vielen Zweigen und einem tief in die Erde reichenden Wurzelsystem. Die Zweige stehen für die verschiedenen Symptome, unter denen ein kranker Mensch leidet; die Wurzeln repräsentieren die Unausgewogenheiten, die diesen „Zweigen" zugrunde liegen und sie am Leben erhalten. Die bloße Behandlung eines Symptoms entspricht dem Absägen eines Zweigs: Damit kann man dem Patienten zwar vorübergehend Erleichterung bringen, das Problem aber nicht beseitigen. Solange das Wurzelsystem intakt bleibt, wird die Krankheit sich immer wieder auf neue Weise manifestieren. Wenn man das der Krankheit zugrunde liegende Ungleichgewicht nicht beseitigt, ist es nur eine Frage der Zeit, wann die Beschwerden wieder auftreten.

Ein gutes Beispiel dafür sind Spannungskopfschmerzen: Mit einer Kopfschmerz-Tablette kann man solche Schmerzen zwar vielleicht lindern; doch wenn Ihr Kopf wehtut, weil Sie einen stressigen Tag am Computer hinter sich haben und keine Zeit hatten, etwas zu essen oder zwischendurch ein paar Dehnübungen zu machen, wird man der Ursache des Problems mit einer Kopfschmerztablette nicht beikommen. Solange Sie nichts an Ihrem Arbeitsalltag ändern, werden die Schmerzen immer wiederkehren. Es ist nichts Schlimmes daran, ab und zu ein schmerzlinderndes Mittel einzunehmen, wenn man es braucht; doch damit allein ist es nicht getan! Wenn Sie regelmäßig Pausen einlegen, eine Wasserflasche auf den Schreibtisch stellen, um Ihren Körper mit genug Flüssigkeit zu versorgen, und mit Ihrem schwierigen Kollegen über eine vernünftigere Zusammenarbeit verhandeln, um künftig weniger Stress zu haben, können Sie Kopfschmerzen vorbeugen – und werden gleichzeitig auch glücklicher sein.

Naturheilmittel beugen Krankheiten und Beschwerden vor

Obwohl die meisten Menschen sich darüber einig sind, dass man gesundheitlichen Problemen lieber vorbeugen sollte, statt sie zu behandeln, sind nur wenige in der Lage, ihr Wissen über eine gesunde Lebensweise auch in die Alltagspraxis umzusetzen. Denn ein gesundes Leben zu führen, ist nicht immer einfach. Prävention bedeutet, auf sein körperliches und seelisches Befinden zu achten und seine Gesundheit zur obersten Priorität zu erheben, auch wenn man noch so hohem Druck ausgesetzt ist. Nur allzu oft durchkreuzt Zeitmangel – und sein bester Freund, der Stress – unsere Pläne für ein gesünderes Leben. Hier können Naturheilmittel helfen – wenn auch vielleicht anders, als Sie denken.

Da Naturheilmittel rasche Linderung bei minimalem Aufwand bringen können, erleichtern sie es Ihnen, sich um Ihre körperlichen und seelischen Bedürfnisse zu kümmern, ohne dass diese Selbstfürsorge Sie allzu viel Zeit kostet und womöglich von anderen wichtigen Verpflichtungen ablenkt. Sobald Ihnen dieser Vorteil bewusst wird, werden Sie sich automatisch weiterhin gut um Ihr Wohlbefinden kümmern, weil sich das gut *anfühlt* – und nicht einfach nur, weil Sie wissen, dass es gut für Sie *ist*. Und je mehr Sie über das Thema Gesundheit erfahren und anfangen, die angenehmen Seiten einer natürlich gesunden Lebensweise zu genießen, umso mehr Interesse werden Sie wahrscheinlich daran haben, Ihren Lebensstil auch in anderer Hinsicht zu ändern. Sie brauchen ja nicht gleich Ihr ganzes Leben einer Generalüberholung zu unterziehen. Sie müssen Ihrer Gesundheit einfach nur ein bisschen mehr Aufmerksamkeit schenken, und zwar kontinuierlich – dann werden Sie automatisch mehr tun, was gut für Sie ist, und Aktivitäten meiden, die Sie krank machen, erschöpfen und stressen. Genau darum geht es beim Thema Prävention.

Naturheilmittel erwecken Ihre Sinne zum Leben

Aromatische pflanzliche Heilmittel können Ihre Sinne innerhalb von Sekunden wiederbeleben, wenn diese durch Stress, geistige Tätigkeit oder zu lange Arbeit am Computer abgestumpft worden sind. Schon eine Tasse Tee oder eine Mischung beruhigender ätherischer Öle kann den endlosen inneren Dialog in Ihrem Kopf zum Schweigen bringen und Sie in den sinnlichen Genuss des jetzigen Augenblicks zurückholen. Mit der Zeit werden Sie viel daraus lernen, wenn Sie sich immer wieder auf Ihre Sinneswahrnehmungen einstimmen. Geruch, Geschmack und Farbe einer Pflanze verraten bereits eine ganze Menge über ihre gesundheitsfördernden Eigenschaften; und wenn Sie regelmäßig mit natürlichen Zutaten arbeiten, schulen Sie Ihre Sinne darin, auf solche Hinweise zu achten. Je mehr Sie sich darin üben, umso öfter werden Sie intuitiv genau zu den Heilpflanzen, Gewürzen und ätherischen Ölen greifen, die Sie gerade brauchen, ohne in einem Buch nachschlagen oder eine Suchmaschine um Rat fragen zu müssen. Mit der Zeit lernen Sie, auf Ihren eigenen Sachverstand zu vertrauen.

Naturheilmittel ergänzen unsere moderne Medizin

Die Frage, ob wir uns für Naturheilmittel oder für rezeptfreie oder verschreibungspflichtige Medikamente entscheiden sollen, braucht uns nicht in innere Konflikte zu stürzen; denn beides ergänzt sich ganz hervorragend. Die moderne Medizin bietet ausgezeichnete diagnostische Methoden, lebensrettende Notfallbehandlungen und präzise chirurgische und pharmazeutische Therapieverfahren für Erkrankungen, die man nicht allein behandeln kann. Sie umfasst auch nicht-medikamentöse Heilverfahren wie beispielsweise Physio- und Psychotherapie. Die Naturheilkunde wiederum bietet sichere, leicht umsetzbare Methoden, mit deren Hilfe wir selbst etwas für unsere Gesundheit tun können. Solche Heilmittel und Verfahren können Sie beispielsweise einsetzen, wenn Sie erkältet sind, nicht schlafen können oder Ihre Verdauung anregen möchten, ohne Angst vor schwerwiegenden Nebenwirkungen, einer Überdosierung oder Medikamentenabhängigkeit haben zu müssen. Solange Sie die Ratschläge Ihres Arztes beherzigen, der Ihnen sagen kann, wie Sie unerwünschte Wechselwirkungen zwischen Naturheilmitteln und Medikamenten vermeiden können, besteht der optimale Weg darin, Schulmedizin und Naturheilkunde miteinander zu verbinden.

Naturheilmittel steigern die Vitalität

Die Schulmedizin definiert Gesundheit als Fehlen von Krankheit. Menschen, die nicht direkt krank sind, aber gerne mehr Kraft und Energie hätten oder weniger stressanfällig wären, hat sie nicht viel anzubieten. Auf diesem Gebiet ist die Naturheilkunde absoluter Spitzenreiter! Bestimmte aus Pflanzen hergestellte Präparate sind als Stärkungsmittel (Tonika) bekannt, da sie die Vitalität und die körperliche und geistige Leistungsfähigkeit steigern können. In der Traditionellen Chinesischen Medizin und im Ayurveda werden Stärkungsmittel schon seit Jahrtausenden dazu eingesetzt, das Leben zu verlängern, die Fruchtbarkeit zu erhöhen, das Immunsystem zu stärken und das Wohlbefinden zu verbessern; die Ergebnisse wissenschaftlicher Untersuchungen beweisen inzwischen die Wirksamkeit vieler solcher traditioneller Behandlungsmethoden. Seit der Forschungsarbeit des russischen Arztes Nikolai Lazarev Ende der 1940er-Jahre bezeichnet die moderne Wissenschaft viele stärkende Heilpflanzen als „Adaptogene", weil sie die Widerstandskraft des Körpers gegen alle möglichen Belastungen stärken können. In Kapitel 7 und 8 dieses Buches finden Sie Rezepte für Stärkungsmittel, die adaptogene Heilpflanzen enthalten. In der Schulmedizin gibt es keine Medikamente oder Behandlungsverfahren mit ähnlichen Wirkungen.

Naturheilmittel sind nicht teuer

Die Vorteile von Naturheilmitteln wären selbst dann überzeugend, wenn man dafür tief in die Tasche greifen müsste; doch um ihre Wirkung erleben zu können, die aus der Selbstbehandlung mit solchen Heilmitteln erwächst, braucht man nicht einmal viel Geld auszugeben. Genau wie selbst gekochte Gerichte schmecken auch selbst zubereitete Arzneimittel nicht nur besser, sondern sie sind auch preiswerter. Lassen Sie sich nicht von den Werbeversprechen der Nahrungsergänzungsmittel in den Drogerieregalen verführen! Von wenigen Ausnahmen abgesehen (zum Beispiel, wenn man aufgrund eines vom Arzt diagnostizierten Nährstoffmangels bestimmte Vitamin- oder Mineralstoffpräparate einnehmen muss) sind die preiswerten Arzneimittel, die man selbst zubereiten kann, besser – und ungefährlicher – als die teuren massenproduzierten Präparate.

Naturheilmittel zeigen uns, worauf es im Leben wirklich ankommt

Den wichtigsten Vorteil, den es uns bringt, unsere Heilmittel aus naturbelassenen Zutaten selbst herzustellen, erkennt man nicht auf den ersten Blick: Diese Beschäftigung ist nämlich ein guter Weg, um wieder zu den einfachen Dingen zurückzukehren, die unserem Leben einen Sinn geben. Unser modernes Leben hindert uns auf verschiedene Art und Weise daran, eine echte Verbindung zu unseren Mitmenschen, der Erde und unserem eigenen Herzen aufzubauen. Daher leiden viele Menschen unter einem Gefühl der Isolation und Sinnlosigkeit, das nachweislich das Risiko für körperliche und psychische Krankheiten erhöht. Heilmittel und gesunde Mahlzeiten selbst zuzubereiten, ist ein wirksames Mittel gegen solche Leiden. Jedes Mal, wenn Sie eines der Rezepte in diesem Buch zubereiten, vertiefen Sie Ihren Kontakt zur Natur, zu den Menschen, die Sie lieben, und zu Ihrer eigenen Kreativität.

Das Erfolgsrezept liegt in der Einfachheit

In dem kleinen Wörtchen *einfach* steckt eine ungeheure Kraft. Schon aus einer einzelnen Pflanze kann man ein Heilmittel herstellen, das genau auf die Bedürfnisse des jeweiligen Patienten zugeschnitten ist. Zwar bestehen nicht alle in diesem Buch empfohlenen Mittel nur aus einer Pflanze; doch sämtliche Rezepte, die ich hier vorstelle, sind so einfach und unkompliziert wie möglich und kommen mit möglichst wenigen, vielseitig verwendbaren Zutaten aus. Sobald Sie sich einen Vorrat der wichtigsten Heilpflanzen, ätherischen Öle und sonstigen natürlichen Zutaten angelegt haben, gibt es unendlich viele Möglichkeiten, daraus Lösungen für die verschiedensten Gesundheitsprobleme zu zaubern.

Eine elegante Lösung erreicht mit minimalem Aufwand eine maximale Wirkung. Sie ist einfach, aber nicht *zu* einfach oder gar simpel.

Mathematiker und andere Naturwissenschaftler rätseln jahrelang an einem Problem herum, um die einfachste, eleganteste Lösung zu finden. Dabei halten sie sich an eine Devise namens „Ockhams Rasiermesser“ (auch als Sparsamkeitsprinzip bezeichnet), die in etwa folgendermaßen lautet:

> „Ziehe niemals mehr heran, als notwendig ist. Die einfachste Lösung ist die beste.“

Wenn Sie mit Naturheilmitteln experimentieren und Entscheidungen über Ihre Selbstbehandlung treffen, sollten Sie dabei stets an dieses Prinzip denken: Die einfachste Lösung ist höchstwahrscheinlich die beste.

Haben Naturheilmittel überhaupt eine Wirkung?

Pflanzen sind die genialsten Chemiker, die es gibt. Ihr ganzes Überleben hängt von ihrer Fähigkeit ab, chemische Substanzen herzustellen. Eine Pflanze mit saftigen Blättern kann schließlich nicht weglaufen, um nicht gefressen zu werden. Also muss sie selbst chemische Abwehrstoffe produzieren, um Mikroben abzutöten, Schädlinge abzuschrecken und potenzielle Fressfeinde zu vergiften. Und wenn Pflanzen sich vermehren möchten, können sie ihre „Partner“ auch nicht durch kunstvolle Tänze, einen siegreich bestandenen Kampf von Horn zu Horn oder ein solide gebautes Nest beeindrucken, wie Tiere es tun. Da Pflanzen für ihre Bestäubung Insekten und andere Kleintiere anlocken müssen, haben sie betörende Düfte, süßen Nektar und Pheromone entwickelt, die unwiderstehliche Signale an Bienen und Schmetterlinge aussenden. Wenn man bedenkt, dass Pflanzen fast alle ihre Probleme durch die Herstellung von Chemikalien lösen und dass es auf der Erde fast 400.000 verschiedene Pflanzenarten gibt, ist es eigentlich kein Wunder, dass wir dem Pflanzenreich so viele nützliche und heilsame chemische Substanzen verdanken.

Während die Pflanzen im Verlauf der Evolution eine erstaunliche Vielfalt an chemischen Substanzen und Überlebensstrategien hervorbrachten, haben unsere tierischen Vorfahren sich Seite an Seite mit ihnen weiterentwickelt. Derweil Pflanzen sich mit der Zeit ein beeindruckendes Arsenal an Phytochemikalien (phyto = Pflanze) zugelegt haben, um sich vor Schädlingen und Fressfeinden zu schützen, entwickelten Säugetiere die Fähigkeit, sich die Wirkungen dieser sekundären Pflanzenstoffe zunutze zu machen. Deshalb wirken so viele Chemikalien, die Pflanzen für ihre eigenen Zwecke herstellen, sich positiv auf die menschliche Gesundheit aus. Sekundäre Pflanzenstoffe können zum Beispiel:

- Ängste und Depressionen lindern
- Bakterien und Pilze abtöten
- Viren bekämpfen
- das Immunsystem anregen
- Wunden heilen
- Blutungen stillen
- den Herzrhythmus normalisieren
- Schmerzen lindern
- das zentrale Nervensystem anregen oder beruhigen
- den Hormonhaushalt beeinflussen
- Muskelkrämpfe lockern

Wenn Sie Tee oder Kaffee trinken, um munter zu werden, Heißhunger auf Schokolade bekommen, wann immer Sie traurig oder schlecht gelaunt sind, oder Obst und Gemüse essen, um gesund zu bleiben, setzen Sie bereits auf die positive Wirkung pflanzlicher Substanzen in Ihrem täglichen Leben. Die in diesem Buch beschriebenen Rezepte sind einfache Möglichkeiten, heilsame chemische Substanzen aus verschiedenen Pflanzen zu extrahieren und sich deren Wirkung zunutze zu machen. Unsere menschlichen Vorfahren haben das schon vor Beginn der Geschichtsschreibung getan. Ihnen hat es geholfen – und auch Sie werden davon profitieren!

Sind Naturheilmittel ungefährlich?

Wenn Sie sich fragen, ob die Einnahme von Naturheilmitteln mit Risiken oder unerwünschten Nebenwirkungen einhergeht, ob man sie überdosieren oder gar davon abhängig werden kann wie von Medikamenten, sind Sie genau auf dem richtigen Weg. Wahrscheinlich sagt Ihr Instinkt Ihnen, dass alles, was eine heilsame Wirkung hat, auch schädliche Nebenwirkungen haben kann. Das stimmt; und es gilt auch für Naturheilmittel. Aber es gibt auch eine gute Nachricht: Die Risiken von Naturheilmitteln sind gering und lassen sich leicht auf ein Minimum beschränken, wenn man bei ihrer Anwendung seinen gesunden Menschenverstand gebraucht.

Jedem, der anfangen möchte, selbst etwas für seine Gesundheit zu tun, empfehle ich, den Kernsatz des hippokratischen Eides zu beherzigen: Am wichtigsten ist es, keinen Schaden anzurichten. Immer wenn Sie sich selbst oder einen Ihrer Angehörigen mit einem Naturheilmittel behandeln, lassen Sie sich von Mitgefühl leiten. Das reicht aber leider nicht aus, um für Sicherheit zu sorgen. Daher sollten Sie Ihr Mitgefühl durch eine gesunde Dosis kritischen Denkens ergänzen, indem Sie sich an die einfachen Sicherheitsvorkehrungen halten, die ich auf den nun folgenden Seiten beschreibe, bevor Sie sich für den Einsatz von Naturheilmitteln entscheiden. Anhand dieser Richtlinien können Sie feststellen, wann Sie ein Problem bedenkenlos selbst behandeln können und wann Sie ärztliche Hilfe brauchen.

Welche gesundheitlichen Probleme kann man selbst behandeln?

In folgenden Fällen kann man normalerweise ruhig auf Hausmittel zurückgreifen:

- bei leichten Symptomen
- wenn Sie weder unter hohem Fieber noch unter starken Schmerzen oder Atembeschwerden leiden und auch nicht die Kontrolle über Ihre wichtigsten Körperfunktionen verloren haben
- wenn Sie das Problem auch mit einem Mittel aus der Drogerie oder einem rezeptfreien Medikament aus der Apotheke beheben könnten. Pflanzenheilmittel sind ein hervorragender Ersatz für viele rezeptfreie Arzneimittel.
- wenn Ihre Beschwerden noch nicht sehr lange bestehen. Hierbei gelten je nach Erkrankung unterschiedliche Regeln; doch bei Symptomen, die bereits seit zwei Wochen bestehen oder sich trotz Ihrer Selbsthilfemaßnahmen verschlechtern, sollten Sie zum Arzt gehen.

In folgenden Situationen sollte man *stets* ärztliche Hilfe suchen:

- wenn die Symptome sich sehr schnell entwickeln und/oder schwerwiegend sind
- wenn Sie Atembeschwerden oder Schmerzen im Brustkorb haben
- wenn bei Ihnen unerklärliche Blutungen oder blaue Flecken auftreten (zum Beispiel schwarze Stühle [sogenannte Teerstühle], Blut am Toilettenpapier oder Blutungen aus der Scheide nach den Wechseljahren)
- bei unbeabsichtigtem, unerklärlichem Gewichtsverlust oder wenn Ihnen irgendwo an Ihrem Körper Knoten auffallen, die vorher nicht da waren
- falls bei Ihnen grippeähnliche Symptome auftreten, nachdem Sie in ein anderes Land gereist sind, sexuellen Kontakt mit einem neuen Partner hatten oder von einem Insekt gestochen oder gebissen wurden
- wenn Sie befürchten, dass Sie sich oder einem anderen Menschen Schaden zufügen könnten. Dies ist ein Anzeichen für ein

schwerwiegendes psychisches Problem, das Sie weder bei sich selbst noch bei einem Angehörigen ignorieren sollten. Falls erforderlich, wählen Sie in so einem Fall die Notrufnummer.

- wenn Sie eine komplizierte Krankheitsgeschichte haben, unter einer chronischen Erkrankung leiden oder Medikamente einnehmen, die eine engmaschige Überwachung erfordern
- wenn Ihr Gefühl Ihnen sagt, dass mit Ihnen irgendetwas nicht stimmt. Selbst wenn Sie kurz vorher schon einmal beim Arzt gewesen sind, sollten Sie dieses Bauchgefühl nicht ignorieren

In Zweifelsfällen sollte man stets ärztliche Hilfe suchen. Viele Menschen fügen sich oder ihrer Familie den größten Schaden zu, indem sie den Gang zum Arzt so lange hinauszögern, bis es für eine Behandlung der betreffenden Krankheit zu spät ist. Gehen Sie dieses Risiko nicht ein!

Sich selbst kennen

Für die Selbstbehandlung gibt es kein Patentrezept. Wenn Sie sich über Ihren Körper und seine Bedürfnisse informieren, können Sie mithilfe dieses Wissens herausfinden, welche in diesem Buch beschriebenen Heilmittel für Sie am besten geeignet sind. Wenn Sie genau über Ihre Erkrankungen Bescheid wissen, die Auslöser kennen, die Ihre Beschwerden verschlimmern, und wissen, welche Maßnahmen Ihnen Erleichterung verschaffen, können Sie sich besser selbst therapieren.

Seine Familienanamnese kennen

Außerdem ist es wichtig, Ihre Familienanamnese (die Krankheitsgeschichte Ihrer Familie) zu kennen. Denn wenn Sie wissen, dass Sie ein erhöhtes Risiko für eine bestimmte Erkrankung haben, können Sie nicht nur besonderes Augenmerk auf vorbeugende Maßnahmen legen, sondern auch auf Warnsignale achten, um sich so schnell wie möglich behandeln zu lassen, falls ein Problem auftreten sollte. Wenn in Ihrer Familie beispielsweise schon öfters Typ-2-Diabetes vorgekommen ist, sollten Sie ganz besonders auf gesunde Ernährung, regelmäßige Bewegung und Heilmittel achten, um zu einer Normalisierung Ihres Blutzuckerspiegels beizutragen. Kein Mensch kann alle krankheitsvorbeugenden Maßnahmen ergreifen, die es gibt; doch wenn Sie Ihre Familienanamnese kennen, können Sie sich zumindest für die Maßnahmen entscheiden, die Ihnen wahrscheinlich am meisten bringen werden.

Informieren Sie sich über Ihre Medikamente

Wenn Sie irgendwelche Arzneimittel einnehmen müssen, sollten Sie sich genau darüber informieren. Denn mit diesem Wissen können Sie unerwünschten Wechsel- oder Nebenwirkungen besser vorbeugen. Der beste Ratschlag zur Vermeidung von Wechselwirkungen zwischen pflanzlichen Heilmitteln und Medikamenten lautet: Behandeln Sie ein Symptom nicht gleichzeitig mit einem Hausmittel und einem pharmazeutischen Präparat! (Beispielsweise sollten Sie Johanniskraut nicht zusätzlich zu einem verschreibungspflichtigen Antidepressivum einnehmen.) Ich liste bei den in diesem Buch beschriebenen Naturheilmitteln zwar einige der häufigsten möglichen Wechselwirkungen auf; doch diese Liste ist keineswegs vollständig. Also fragen Sie Ihren Arzt oder Apotheker um Rat; er kann Ihnen sagen, welche Naturheilmittel Sie bedenkenlos anwenden können und auf welche Sie lieber verzichten sollten.

Schwangerschaft und/oder Stillzeit

Da es im Hinblick auf die Durchführung wissenschaftlicher Untersuchungen bei Schwangeren strenge ethische Vorschriften gibt, stehen Patienten und Herstellern von Medikamenten oft nur wenig aussagekräftige Informationen – historische Anwendung, Fallstudien und in vitro-Untersuchungen – zur Verfügung, die kein abschließendes Urteil über die Frage ihrer bedenkenlosen Einnahme während der Schwangerschaft erlauben. Sie müssen also selbst entscheiden, ob Sie ein bestimmtes Mittel während der Schwangerschaft einnehmen möchten, und sich dabei auf Ihr eigenes Urteil und die Einschätzung Ihres ärztlichen Betreuungsteams stützen, das Ihnen sagen kann, welchen Nutzen und was für Risiken die Einnahme des jeweiligen Mittels mit sich bringt. Es gibt in diesem Bereich zwar viele Grauzonen; doch die allermeisten Heilpflanzenkenner und Ärzte sind sich darüber einig, dass man folgende Arzneien während der Schwangerschaft vermeiden sollte:

- Mittel, die starke Kontraktionen im Darm oder in der Gebärmutter auslösen
- Mittel, die den Hormonhaushalt beeinflussen
- Mittel, die eine Menstruationsblutung herbeiführen können
- Während des ersten Schwangerschaftsdrittels sollte man überhaupt keine Heilmittel einnehmen oder anwenden, sofern einem vom Arzt nicht ausdrücklich dazu geraten wird.

Folgende in diesem Buch erwähnte Heilpflanzen sind während der Schwangerschaft tabu: Schafgarbe, Beifuß, Kermesbeerwurzel und

Rotklee. Die meisten ätherischen Öle stellen keine Gefahr dar, solange man sie mit einem Trägeröl verdünnt (und zwar auf die Hälfte der Stärke, die nicht schwangere Erwachsene anwenden dürfen) und nur auf der Haut anwendet. Aloe vera darf man während der Schwangerschaft zwar auf der Haut anwenden, aber nicht einnehmen.

Viele Bestandteile von Naturheilmitteln können (ebenso wie Nahrungsbestandteile und Inhaltsstoffe von Medikamenten) in die Muttermilch übergehen. Manchmal kann das für ein ungeborenes Baby schwerwiegende Risiken mit sich bringen. Andererseits lassen Beschwerden bei Babys sich manchmal behandeln, indem die Mutter hierfür geeignete Arzneien einnimmt, um dem Kind deren Inhaltsstoffe über die Muttermilch zuzuführen. Ein Heilpflanzenkenner oder eine spezialisierte Hebamme kann Sie hierzu beraten. Sicherheitshalber sollten Sie während der Stillzeit erst dann pflanzliche Heilmittel einnehmen, wenn Sie mit Ihrer Hebamme, Ihrem Kinderarzt oder einem anderen qualifizierten Experten abgeklärt haben, ob dies bedenkenlos möglich ist.

Sicherheitsvorschriften bei Kindern unter zwölf Jahren

Viele (aber nicht alle) in diesem Buch empfohlene Heilmittel stellen für Kinder kein Risiko dar; doch um sicherzugehen, welche Mittel sich für Ihr Kind eignen, sollten Sie Ihren Kinderarzt um Rat fragen. Folgende Pflanzenheilmittel sollte man Kindern nicht geben: Mittel mit stark beruhigender Wirkung (Helmkraut, Passionsblume); Mittel, die unerwünschte Nebenwirkungen hervorrufen können (Lobelie); und Mittel, die Cayennepfeffer enthalten – es sei denn, Ihr Arzt empfiehlt Ihnen dies ausdrücklich und erklärt Ihnen, wie diese Arzneien bei Kindern zu dosieren sind. Die äußerlich anzuwendenden Heilmittel in diesem Buch sind für Kinder über einem Jahr ungefährlich, solange man Mittel, die ätherische Öle enthalten, auf 50 % der für Erwachsene empfohlenen Stärke verdünnt. Und denken Sie daran, Kindern unter einem Jahr niemals Heilmittel zu geben, die Honig enthalten, da sonst das Risiko einer seltenen, aber schwerwiegenden bakteriellen Infektion besteht, an der nur Babys erkranken.

Sichere und wirksame Dosis

Mit Ausnahme einiger weniger Pflanzen (von denen keine in diesem Buch enthalten ist!) kann man von einem pharmazeutischen Präparat sehr viel leichter eine toxische Dosis einnehmen als von einem pflanzlichen Heilmittel. Denn durch das Wasser, die Ballast- und Nährstoffe und sonstigen Bestandteile einer ganzen Pflanze werden Inhaltsstoffe, die in größeren Mengen gesundheitsschädlich sein könnten, normalerweise auf eine ungefährliche Konzentration herunterverdünnt. Außerdem haben wir aufgrund unserer langen Evolution, während der wir stets Pflanzen gegessen und als Heilmittel verwendet haben, ein paar körpereigene Schutzmechanismen entwickelt. Die meisten hochgiftigen Pflanzen schmecken unangenehm; und wenn eine Pflanze einen scheußlichen Geschmack hat oder Ihnen schon nach dem Verzehr einer kleinen Menge übel wird, hören Sie automatisch auf, noch mehr davon zu essen oder zu trinken! Bei der Arbeit mit ungefährlichen Pflanzen, wie ich sie für die Rezepte in meinem Buch verwendet habe, ist die Gefahr einer „Überdosierung" ungefähr so hoch wie das Risiko, eine Überdosis Spinat oder Blaubeeren zu sich zu nehmen – solange man sich an die in diesem Kapitel aufgeführten Sicherheitsvorschriften hält und die bei den einzelnen Heilmitteln aufgeführten Warnhinweise beachtet.

Die Dosierungsanleitungen bei den Rezepten stellen in diesem Buch keine verbindlichen Regeln, sondern eher grobe Richtlinien für den Anfang dar; Sie können die Dosen mit der Zeit also bedenkenlos erhöhen. Bei akuten Problemen wie beispielsweise Angstzuständen oder Husten beginnen Sie mit der im jeweiligen Rezept empfohlenen Dosis, warten, wie Ihr Körper darauf reagiert, und können die Dosis beim nächsten Mal ohne Weiteres steigern, wenn Sie beim ersten Mal keine große Verbesserung gespürt haben. Bei chronischen Erkrankungen wie Fatigue oder Akne sollten Sie mindestens eine Woche abwarten, ob Ihr Körper darauf anspricht, bevor Sie die Dosis erhöhen. Falls Ihre Beschwerden sich verschlimmern oder über zwei Wochen anhalten, sollten Sie Naturheilmittel lieber absetzen und einen Arzt aufsuchen.

Aus Erfahrung lernen

Sie können alle in diesem Kapitel beschriebenen heilsamen Wirkungen der Naturheilkunde nutzen, indem Sie einfach die Anleitungen in diesem Buch in die Praxis umsetzen.

Bereiten Sie ein Rezept ein- bis zweimal genau nach Anleitung zu und fangen Sie dann ruhig an zu experimentieren. Sie werden am meisten dabei lernen, wenn Sie das Heilpflanzenwissen in diesem Buch schrittweise in die Praxis umsetzen, statt zu viel auf einmal an den Rezepten verändern zu wollen.

Bald besitzen Sie einen Erfahrungsschatz, auf den Sie immer wieder zurückgreifen können, um sich und Ihren Angehörigen bei gesundheitlichen oder anderen Problemen Linderung zu verschaffen.

Kapitel 2

LEGEN SIE SICH EINEN VORRAT AN WICHTIGEN ZUTATEN AN

Die Qualität Ihrer selbst gemachten Naturheilmittel hängt von der Qualität der Zutaten ab. Immer wenn Sie ein Heilmittel herstellen, betreiben Sie im Grunde nichts anderes als Chemie. Selbst eine einfache Tasse Tee ist – wissenschaftlich ausgedrückt – eine Wasserextraktion aus pflanzlichen Substanzen; sie kann nur dann gut schmecken und einen Gesundheitswert haben, wenn sie aus wirksamen Kräutern gebraut wurde. Um qualitativ hochwertige Zutaten zu liefern, müssen die Pflanzen richtig geerntet, verarbeitet und verpackt werden. Mit dem Wissen, das Sie sich in diesem Kapitel aneignen werden, können Sie die Qualität von Heilpflanzen leicht beurteilen; und sobald Sie wissen, woran man vertrauenswürdige Lieferanten und hochwertige Zutaten erkennt, sind Sie auf dem besten Weg, sichere, wirksame Naturheilmittel zuzubereiten.

Viele der dafür erforderlichen Zutaten findet man im ganz normalen Lebensmittelhandel; andere bekommt man nur im Naturkostladen oder in einem auf Heilpflanzen spezialisierten Geschäft. Wenn Sie in den Geschäften in Ihrer Wohngegend nicht alle Zutaten finden, die Sie brauchen, suchen Sie im Online-Handel danach – dort werden Sie ganz bestimmt fündig. (Meine Lieblingslieferanten finden Sie in der Bezugsquellenliste im Anhang dieses Buches.) Falls Sie noch nie Heilkräuter oder andere naturbelassene Zutaten en gros gekauft haben, verrate ich Ihnen in diesem Kapitel alles, was Sie darüber wissen müssen.

Außerdem erfahren Sie hier auch, wie man sich einen Vorrat an Zutaten anlegt, die man braucht, um die in diesem Buch beschriebenen Naturheilmittel herzustellen. Sie lernen, wie man hochwertige von alten, denaturierten, verdorbenen oder nur schwach wirksamen Zutaten unterscheidet; wie Sie Ihre Mittel am besten aufbewahren und ordnen, damit sie möglichst lange halten; und wie man gute Zutaten für Naturheilmittel preiswert einkauft. Wählen Sie am besten zunächst einmal ein paar (höchstens zehn) Rezepte aus, die Sie gerne ausprobieren würden, und erstellen Sie anhand der dort aufgeführten Zutaten eine Einkaufsliste. Falls Sie beim Kauf dieser ersten Vorräte das Wissen anwenden, das ich Ihnen in diesem Kapitel vermitteln möchte, werden diese Informationen sich höchstwahrscheinlich dauerhaft in Ihrem Gedächtnis verankern. Und außerdem: Je eher Sie sich ein paar Zutaten beschaffen, umso schneller beginnt der praktische Teil dieser Arbeit, der am meisten Spaß macht: die Herstellung Ihrer Naturheilmittel!

Was man stets im Haus haben sollte

Bevor Sie sich mit Vorräten eindecken können, müssen Sie zunächst einmal wissen, was Sie alles brauchen und wo man diese Zutaten findet. Auf den nächsten Seiten erfahren Sie, wo es die frischen und getrockneten Heilpflanzen, Trägeröle, Tinkturen und ätherischen Öle zu kaufen gibt, mit denen wir in diesem Buch arbeiten werden, und woran man hochwertige Zutaten erkennt.

Zutaten aus dem Lebensmittelgeschäft

Beim Kauf naturbelassener Zutaten im Lebensmittelhandel geht man genauso vor wie beim Einkauf von Nahrungsmitteln: Man liest die Etiketten und schaut sich die Produkte genau an, bevor man sie in seinen Korb legt. Hier ein paar Hinweise für bestimmte Zutaten, die in den Rezepten in diesem Buch häufig vorkommen und die Sie wahrscheinlich im Lebensmittelladen finden werden:

- Bei Grundzutaten wie weißem Essig, Bittersalz und Natron gibt es keine großen Qualitätsunterschiede. Bei diesen Produkten können Sie also ruhig Supermarktmarken kaufen, um Geld zu sparen. Bei Lebensmitteldiscountern und im Großhandel bekommt man solche Artikel sogar noch billiger. (Vielleicht finden Sie dort sogar extra natives Olivenöl und Kokosöl!)
- Achten Sie in der Obst- und Gemüseabteilung auf gute Qualität! Frische Kräuter sollten grün und saftig sein und duften. Kaufen Sie

fest geschlossene Knoblauchknollen, an denen die krausen Wurzeln noch dran sind. Frischer, hochwertiger Ingwer hat eine glatte Haut; runzelige Haut ist ein Zeichen dafür, dass die Ingwerwurzel bereits alt und ausgetrocknet ist. Das Innere von Zitrusfrüchten ist durch eine dicke Schale geschützt; daher kann man diese Früchte ruhig aus konventionellem Anbau kaufen, solange man nur den Saft oder das Fruchtfleisch verwendet. Wenn Sie dagegen auch die Schale verwerten möchten, kaufen Sie Zitrusfrüchte aus biologischem Anbau, damit Ihre Naturheilmittel frei von Pestiziden sind!

- Hochwertiger Apfelessig enthält lebende Kulturen, die manchmal als „Essigmutter" bezeichnet werden. Die berühmteste Marke ist Bragg; doch Sie können stattdessen auch jeden anderen Rohessig mit Essigmutter verwenden.
- Bei Honig sollten Sie wählerisch sein. Billiger Honig ist womöglich gar kein richtiger Honig und besitzt dann auch keine medizinischen Eigenschaften. Wir stecken zurzeit in einer ökologischen Krise. Imker, die liebevoll mit ihren Bienenvölkern umgehen, leisten uns allen einen wertvollen Dienst; also sollten Sie wenn möglich Honig von Imkern aus Ihrer Region kaufen. Außerdem bringt solcher Honig Ihnen auch noch einen zusätzlichen gesundheitlichen Nutzen: Wenn Sie das ganze Jahr über regionalen Honig essen, werden Sie im Frühjahr vielleicht weniger unter allergischen Beschwerden zu leiden haben.
- Misopaste ist ein traditionelles japanisches Lebensmittel mit lebenden Kulturen, das nicht nur ein pikantes salziges Aroma hat, sondern auch gesunde Probiotika enthält. Diese Paste ist zwar auch in manchen Lebensmittelgeschäften erhältlich; doch vielleicht finden Sie sie in Ihrer Heimatstadt nur im Naturkostladen oder Asia-Markt. Kaufen Sie nur gekühltes (nicht pulverisiertes oder gefriergetrocknetes) Miso ohne Natriumglutamat. Zwei meiner Lieblingsmarken sind Miso Master (https://great-eastern-sun.com) und South River Miso (www.southrivermiso.com).
- Leinsamen gibt es in zwei verschiedenen Formen: ganz und gemahlen. Ganze Leinsamen sind die bessere Wahl: Sie bleiben viel länger frisch; außerdem brauchen Sie sie für einige Rezepte in diesem Buch. Wenn Sie Leinsamen aufgrund ihres hohen Nährwerts regelmäßig in Ihren Speiseplan aufnehmen oder als Eiersatz verwenden möchten, können Sie ebenfalls ganze Samen kaufen und diese dann selbst mahlen. Verwenden Sie dazu einen kleinen „Magic Bullet"-Mixer oder eine Kaffeemühle, die sich zum Mahlen von Kräutern und Gewürzen eignet, und mahlen Sie immer nur kleine Mengen, um stets frische Leinsamen zu haben.
- Sojamilch, Mandelmilch, Kokosmilch und andere Milchsorten auf Pflanzenbasis gibt es in vielen Lebensmittelgeschäften. Wählen

Sie einfach die Pflanzenmilch, die Ihnen am besten schmeckt! Sie sollte allerdings ungesüßt sein. Sojamilch ist am eiweißreichsten, was ihr eine cremige Konsistenz verleiht, sodass sie sich hervorragend für die Zubereitung von schaumiger Latte eignet. Mandelmilch schmeckt mild und ist kalorienarm. Kokosmilch gibt es sowohl in Dosen (solche Produkte werden meist zum Kochen verwendet) als auch in Milchkartons als Getränk. Für die Rezepte in diesem Buch können Sie alle Pflanzenmilchsorten verwenden, nur keine Kokosmilch in Dosen. (Dazu müssten die Rezepte zu stark abgewandelt werden.)

Denken Sie daran: Als Kunde sind Sie König! Wenn Ihr Lebensmittelhändler eine bestimmte Zutat, nach der Sie suchen, nicht führt, fragen Sie ihn ruhig, ob er sie nicht in sein Sortiment aufnehmen könnte. Sie werden staunen, wie gern solche Anregungen in Lebensmittelgeschäften aufgenommen werden! Da immer mehr Menschen sich um eine gesunde Lebensweise bemühen, werden natürliche Zutaten, die früher als exotisch galten, in Zukunft immer häufiger in den Regalen normaler Lebensmittelgeschäfte zu finden sein.

Heilpflanzen en gros kaufen

Die Schüttbehälter in Naturkostmärkten eignen sich ganz hervorragend für den Einkauf getrockneter Kräuter zur Zubereitung von Tees und anderen Naturheilmitteln. Wenn es in Ihrer Gegend keinen Naturkostladen oder -markt gibt, der Kräuter en gros führt, können Sie diese bei einem Online-Einzelhändler Ihres Vertrauens wie beispielsweise Mountain Rose Herbs (www.mountainroseherbs.com) oder Frontier Co-op (www.frontiercoop.com/bulk-products/herbs/) bestellen. Five Flavors Herbs (www.fiveflavorsherbs.com) in Oakland (Kalifornien) führt eine große Auswahl an losen Kräutern, Tinkturen und hochwertigen pflanzlichen Produkten und versendet seine Waren überall in den USA. Ich kann diese Produkte nur wärmstens empfehlen; ich selbst nutze den Apothekenservice dieser Firmen für sämtliche Bestellungen meiner Patienten. Falls es in Ihrer Nähe einen Kräuter- oder Naturkostladen gibt, der Kräuter en gros verkauft, und Sie es einmal damit versuchen möchten, beachten Sie bitte Folgendes:

- Die Heilpflanzen sollten kräftige, leuchtende Farben haben und sich durch verschiedene Grüntöne voneinander unterscheiden. Lavendelblüten sollten leuchtend violett, Kamillenblüten gelb sein. Wenn alle Kräuter in dem Geschäft bräunliche oder mattgrüne Blätter haben, sind sie wahrscheinlich schon alt und haben bereits einen Großteil ihrer Heilkraft eingebüßt.

- Aromatische Kräuter sollten einen starken, unverwechselbaren Duft verströmen. Das können Sie am besten testen, indem Sie den Geruch von Pfefferminze und Grüner Minze miteinander vergleichen. Der Unterschied sollte Sie förmlich vom Hocker reißen! Wenn diese beiden Pflanzen ziemlich ähnlich riechen, sind sie entweder schon sehr alt oder wurden mit anderen Kräutern vermischt. In einem Geschäft, in dem Pfefferminze und Grüne Minze ähnlich riechen, sollten Sie auch nichts anderes kaufen.
- Die Firma, bei der Sie Ihre Produkte erstehen, sollte im Hinblick auf das Thema Naturschutz und den Schutz unserer Heilpflanzen vor Überernte und der Zerstörung ihrer Lebensräume eine klare Linie vertreten. United Plant Savers ist eine gemeinnützige Organisation, die sich für den Schutz der in den USA und Kanada heimischen Heilpflanzen einsetzt. Achten Sie darauf, dass alle Pflanzen im Sortiment Ihres Lieferanten, die auf der Liste gefährdeter Arten von United Plant Savers (www.unitedplantsavers.org/Species-at-risk) stehen, nicht in freier Natur geerntet, sondern angebaut wurden. (Die einzige gefährdete Pflanze, die in diesem Buch verwendet wird, ist Echinacea.)
- Achten Sie darauf, dass alle Heilpflanzen sowohl mit ihrem deutschen als auch mit ihrem vollständigen (aus zwei Wörtern bestehenden) lateinischen Namen etikettiert sind. Zum Beispiel: Zitronenmelisse (*Melissa officinalis*).

Aus frischen Kräutern kann man zwar wunderbare Naturheilmittel herstellen; doch getrocknete Kräuter sind für den Anfänger leichter zu finden, zu lagern und zu verarbeiten. Für die meisten Rezepte in diesem Buch eignen sich getrocknete Heilpflanzen am besten. Wenn tatsächlich einmal ein frisches Kraut gebraucht wird, handelt es sich dabei entweder um eine in der Küche verwendete Zutat (beispielsweise Rosmarin oder Ingwer), die es im Lebensmittelhandel zu kaufen gibt, oder um eine häufig vorkommende Pflanze, die man in der freien Natur ernten kann.

Teebeutel und Teezubehör

Lose Teeblätter verschiedener Pflanzen miteinander zu vermischen und daraus Kräutertees zu kochen, ist einfach und lohnt sich, wenn man das nötige Zubehör dazu hat. Falls Sie Ihre Kräutertees nicht selbst zusammenstellen möchten oder wenn es einmal besonders schnell gehen soll, sind Teebeutel eine einfache Lösung. Folgendes Zubehör brauchen Sie, um sich köstliche Tees von hoher Qualität kochen zu können:

- **Teekanne mit herausnehmbarem Sieb:** Suchen Sie nach einer Teekanne mit großem Siebeinsatz, damit das Wasser um die Teeblätter herum zirkulieren kann und Sie den Einsatz herausnehmen können, sobald der Tee lange genug gezogen hat. Falls Sie keine Teekanne haben, verwenden Sie stattdessen eine Pressstempelkanne oder zwei 1-Liter-Einmachgläser (eines zum Aufbrühen und eines zum Abgießen des Tees) und ein feinmaschiges Teesieb.
- **Teefilter aus Papier:** Solche Filter eignen sich hervorragend zum Kochen einer einzelnen Tasse Tee aus getrockneten Kräutern. Kaufen Sie am besten kompostierbare Einwegfilter, die man auch ohne Filterhalter verwenden kann. Stattdessen können Sie für Einzelportionen auch ein Tee-Ei oder einen Teesieblöffel verwenden.
- **Tees**: Schwarzer, grüner und weißer Tee wird aus ein und derselben Pflanze (*Camellia sinensis*) gewonnen. (Strenggenommen kann man nur Getränke aus dieser Pflanze als „Tee" bezeichnen. Die richtige Benennung für Kräutertees lautet „Tisane" oder „Infusion".) Die Unterschiede in Aroma, antioxidativer Wirkung, Koffeingehalt und Preis sind allesamt auf unterschiedliche Ernte und Verarbeitung der Teeblätter zurückzuführen. Für die Rezepte in diesem Buch reichen beliebige Schwarz- oder Grünteebeutel (auch mit koffeinfreiem Tee) aus, solange sie keine Geschmackszusätze enthalten.
- **Achten Sie auf das Etikett:** Sind in der Zutatenliste irgendwelche natürlichen oder künstlichen Aromastoffe aufgeführt? Wenn ja, sollten Sie dieses Produkt nicht kaufen. Denn dann können Sie die Kräuter nicht in ihrem naturbelassenen Zustand wahrnehmen und genießen; außerdem sind solche Aromastoffe für Tees, die medizinischen Zwecken dienen sollen, nicht optimal geeignet. Falls Sie gegen natürliche und künstliche Aromastoffe in Ihrer Ernährung nichts einzuwenden haben, trinken Sie solche Tees ruhig zum Genuss; doch als Arzneimittel sollten Sie sie nicht verwenden.
- **Um eine medizinische Wirkung zu erzielen,** sollten Sie die doppelte Menge Teebeutel aufbrühen. (Abführtees, die Sennesblätter, Rhabarber oder Faulbaumrinde enthalten, stellen in dieser Hinsicht eine Ausnahme dar!) Traditional Medicinals (www.traditionalmedicinals.com) ist mein Lieblingslieferant für qualitativ hochwertige Kräutertees in Teebeuteln.
- **Vorsicht bei in China hergestellten Tees!** Aufgrund seiner schnellen Industrialisation enthalten viele der hervorragenden Tees und Kräuter aus diesem Land große Mengen an Blei und anderen Toxinen.

Nachdem Sie diesen Abschnitt gelesen haben, besitzen Sie sämtliche Grundkenntnisse, die man braucht, um den Genuss und die heilsamen Wirkungen regelmäßigen Teetrinkens für sich zu entdecken.

Tinkturen

Tinkturen sind alkoholische Auszüge aus Heilpflanzen. In diesem Buch werden Sie lernen, ein paar Tinkturen selbst herzustellen; doch da dieser Vorgang mindestens drei Wochen dauert und nicht für alle Heilpflanzen optimal geeignet ist, sollten Sie sich lieber darüber informieren, worauf man beim Kauf fertiger Tinkturen achten sollte. Tinkturen sind praktisch in der Anwendung und viel länger haltbar als getrocknete Kräuter und Teemischungen. (Im Durchschnitt halten sie sich ein bis fünf Jahre lang.) Weitverbreitete Marken, die ich empfehlen kann, sind zum Beispiel Herb Pharm (www.herb-pharm.com) und Gaia Herbs (www.gaiaherbs.com); suchen Sie in der „Gesundheit und Wellness"-Abteilung Ihres Naturkostgeschäfts danach! Wenn Sie eine Tinktur nicht sofort brauchen, sind Five Flavors Herbs und Herbalist & Alchemist (www.herbalist-alchemist.com) hervorragende Lieferanten, die ihre Waren in die ganzen USA versenden. Falls Sie Ihre Tinkturen bei einer anderen Firma kaufen möchten, sollten Sie vorher folgende Qualitätstests durchführen, um herauszufinden, wie gut Ihr Lieferant sich in seiner Materie auskennt:

- Wenn möglich, kaufen oder bestellen Sie eine Probe der Johanniskrauttinktur der Firma Ihrer Wahl. Diese sollte eine kräftige rubinrote Farbe haben; ansonsten stimmt mit der Qualität etwas nicht. Ich würde nichts bei einem Lieferanten kaufen, der keine wirksame Johanniskrauttinktur herstellen kann.
- Überprüfen Sie das Etikett einer Flasche *Lobelia inflata*-Tinktur. Falls diese weder Essig noch Essigsäure enthält, sollten Sie nichts bei dieser Firma kaufen! Denn die Wirkstoffe der Lobelie lassen sich am besten in Essig extrahieren. Falls der Lieferant das nicht weiß, würde ich ihm auch nicht zutrauen, dass er andere Heilpflanzen richtig verarbeitet.
- Falls Sie Alkohol vermeiden möchten, halten Sie Ausschau nach Extrakten, die mit Glyzerin hergestellt wurden (sogenannten Glyzeriten), oder nach Essigextrakten mit der Kennzeichnung „alkoholfrei". Lesen Sie die Dosierungsanleitungen auf dem Etikett vor dem Gebrauch genau durch, da solche Extrakte anders dosiert werden müssen als Tinkturen derselben Pflanze.

Tinkturen kann man direkt auf die Haut auftragen; doch meistens werden sie eingenommen. Vor der Einnahme einer Tinktur sollten Sie diese am besten mit Wasser verdünnen, statt sie sich direkt in den Mund zu träufeln, um Ihre Mundschleimhaut und Ihr Zahnfleisch vor der Schärfe des Alkohols zu schützen. Wie viel Wasser Sie dafür verwenden, bleibt Ihnen überlassen. Ein bis zwei Esslöffel genügen; doch falls Ihnen der Geschmack dann immer noch zu intensiv sein sollte, können Sie die Tinktur auch mit einem vollen Glas Wasser verdünnen.

Wo findet man hochwertige Trägeröle, Butter usw.?

Trägeröle und Butter sind Fette, die für die Herstellung pflanzlicher Präparate verwendet werden, damit die Wirkstoffe der Pflanze in die Haut einziehen können. In diesem Buch erfahren Sie, wie man damit Ölinfusionen und Salben aus frischen und getrockneten Heilpflanzen zubereitet, ätherische Öle verdünnt, sodass sie gefahrlos angewendet werden können, und luxuriöse selbst gemachte Hautpflegeprodukte herstellt. Jedes Trägeröl hat andere Eigenschaften. Manche (Kokos-, Oliven- und Sesamöl) sind in den meisten Lebensmittelgeschäften erhältlich, während man andere (Jojobaöl und Kakaobutter) eher online oder im Naturkostladen findet. Egal wo Sie sich Ihre Trägeröle beschaffen – wenn Sie folgende Tipps beherzigen, finden Sie garantiert die besten Produkte:

- Hochwertige Öle sind kalt gepresst. Raffinierte Öle sollten Sie nach Möglichkeit nicht verwenden.
- Nuss- und Kernöle sind empfindlich und werden leicht ranzig, wenn man sie zu lange aufbewahrt oder zu hohen Temperaturen aussetzt. Jojoba-, Oliven- und unraffiniertes Sesamöl sollten einen feinen, runden Duft haben. Extra natives Kokosöl muss nach Kokosnuss riechen! Wenn ein Öl einen scharfen oder unangenehmen Geruch hat, ist es wahrscheinlich ranzig. Dann sollten Sie es wegwerfen oder in das Geschäft zurückbringen, in dem Sie es gekauft haben.

Es gibt noch viel mehr ausgezeichnete Trägeröle und Butter, als ich in diesem Buch erwähne. Experimentieren Sie ruhig mit verschiedenen Trägerölen und halten Sie sich an die Ersatzempfehlungen im Kapitel „Schlusswort", wenn Sie ein neues Öl oder eine neue Butter zum ersten Mal ausprobieren. Sie können das Jojobaöl in den Rezepten für Haar- und Körperpflegemittel ruhig durch weniger teure Öle wie beispielsweise Oliven- oder Sesamöl ersetzen.

Schaffen Sie sich einen Vorrat ätherischer Öle an!

Ätherische Öle sind keine echten Öle, sondern empfindliche Substanzen, die leicht verdunsten und jeder Pflanzenart ihren charakteristischen Duft verleihen. Solche Öle haben eine starke Wirkung, und ihre falsche Anwendung kann mit erheblichen Risiken einhergehen. Doch wenn Sie richtig damit umgehen, werden Sie feststellen, dass die Arbeit mit ätherischen Ölen große Freude macht; außerdem lassen sie sich leicht lagern und bieten Ihnen eine wunderbare Möglichkeit, Ihre Wohnung zu beduften, Ihre Stimmung zu heben und Krankheitserreger zu vertreiben.

In Kapitel 3 dieses Buches erfahren Sie mehr über ätherische Öle und deren Anwendung; doch beim Einkauf dieser Öle sollten Sie sich unbedingt an die unten stehenden Richtlinien halten, um sicherzugehen, dass Sie unverfälschte, nicht überteuerte Öle von guter Qualität erhalten. Sobald Sie wissen, wie die verschiedenen ätherischen Öle aussehen und riechen sollten, werden Sie den Unterschied zwischen hoch- und minderwertigen Ölen erkennen.

- Informieren Sie sich vor dem Kauf über den Hersteller. Wurden die Praktiken der betreffenden Firma schon einmal von einer Behörde beanstandet? Befürwortet sie bedenkliche Vorgehensweisen wie beispielsweise die Einnahme ätherischer Öle? Falls ja, sollten Sie diesem Hersteller als Bezugsquelle ungefährlicher, unverfälschter Produkte misstrauen.
- Wenn Unternehmen die chemische Zusammensetzung ihrer ätherischen Öle mithilfe eines Verfahrens namens Gaschromatografie überprüfen, zeugt das von einer sehr hochwertigen Qualitätskontrolle. Verantwortungsbewusste Hersteller stellen Kunden, die danach fragen, die Ergebnisse ihrer Gaschromatografien oft sogar kostenlos zur Verfügung. Schauen Sie auf der Webseite der Firma Ihrer Wahl nach, ob dieses Verfahren dort erwähnt wird, oder schicken Sie der Kundenserviceabteilung eine E-Mail, um herauszufinden, ob sie es anwendet.
- Kaufen Sie keine ätherischen Öle von Lieferanten, die Begriffe wie „für die therapeutische Anwendung" verwenden. Für solche Begriffe gibt es keinen regulatorischen Standard und auch keinen Zertifizierungsprozess; sie sind nichtssagend und irreführend. Beurteilen Sie Öle und deren Lieferanten aufgrund anderer in dieser Liste aufgeführter Kriterien.
- Seriöse Firmen liefern ätherische Öle fast immer in dunklen Glasflaschen, um sie vor Lichteinstrahlung zu schützen. Snow Lotus (www.snowlotus.org) stellt eine vertrauenswürdige Ausnahme von dieser Regel dar.

- Achten Sie darauf, dass bei jedem Öl der lateinische Name der Pflanze aufgeführt ist. (*Lavandula officinalis* und *Lavandula angustifolia* sind beispielsweise zwei verschiedene Lavendelarten.) Außerdem sollten auch die Extraktionsart und das Land angegeben sein, in dem die Pflanze geerntet wurde.
- Kaufen Sie keine ätherischen Öle, die mit Hexan oder anderen Lösungsmitteln extrahiert wurden, da dieses Verfahren die medizinischen Eigenschaften des Öls beeinträchtigen kann. Und nicht nur das: Das Öl kann auch Rückstände des Lösungsmittels enthalten, die womöglich ein Gesundheitsrisiko darstellen. Eine Ausnahme von dieser Regel ist Rosenabsolue; dieses kann man bedenkenlos anwenden, sofern es von einer seriösen Firma stammt.

Die im Folgenden beschriebenen zwölf ätherischen Öle sind die Einzigen, die Sie für die Rezepte in diesem Buch benötigen. Sie decken ein breites Spektrum an Verwendungszwecken ab, sodass Sie damit in den Genuss der meisten gesundheitsfördernden Wirkungen ätherischer Öle kommen, ohne ein Vermögen dafür ausgeben zu müssen. Kaufen Sie nach Möglichkeit unverdünnte Öle; Rosen-, Neroli- und Zitronenmelissenöl (manchmal auch Öl der Echten Kamille) werden allerdings manchmal bereits mit Trägeröl verdünnt geliefert. Solche Öle sind oft ganz ausgezeichnet; Sie sollten sie nur nicht in einem Diffuser oder für ein Rezept auf Wasserbasis verwenden.

Muskatellersalbei *(Salvia sclarea)*
Muskatellersalbei wirkt entspannend und erhebend zugleich; er beruhigt das zentrale Nervensystem, ohne müde zu machen. Außerdem hat er krampflösende Eigenschaften und hilft daher gegen Muskelverspannungen. Dank seiner leicht östrogenen Wirkung eignet er sich besonders gut zur Behandlung von Wechseljahrsbeschwerden und Prämenstruellem Syndrom. Sicherheitshalber sollten Sie Muskatellersalbei nicht anwenden, wenn Sie schon einmal an einem östrogenabhängigen Krebs (wie beispielsweise Brust- oder Eierstockkrebs) erkrankt waren.

Geranie *(Pelargonium odoratissimum)*
Dieses Öl ist vielseitig verwendbar und hat einen angenehmen Duft, der an die sehr viel teureren Rosenöle erinnert. Daher ist Geranienöl eine hervorragende Bereicherung für Ihre Sammlung. Manche Menschen empfinden das Öl als entspannend, auf andere wirkt es leicht anregend. Es eignet sich sehr gut als Zutat für Massageöle und Badezusätze, aber auch als Raumduft. Außerdem hat es eine pilzabtötende Wirkung.

Echte Kamille *(Matricaria recutita)*
Schon die herrliche, tief azurblaue Farbe weist auf die besondere Stärke der Echten Kamille als entzündungshemmendes Öl hin, dem daher als Bestandteil von Hautpflegeprodukten ein besonderer Stellenwert zukommt. Dieses wohltuende, beruhigende, kühlende Öl ist ein absolutes Muss für Menschen mit empfindlicher Haut oder Problemhaut. Außerdem eignet es sich gut als Erste-Hilfe-Behandlung bei leichten Verbrennungen, Schnitt- oder Schürfwunden.

Grapefruit *(Citrus × paradisi)*
Wie alle Zitrusöle wirkt Grapefruitöl erhebend und erfrischend. Es hat eine leicht antimikrobielle Wirkung und eignet sich daher gut als Zutat für selbst gemachte Reinigungsprodukte. Ich ziehe es dem Zitronenöl vor, da es einen etwas ausgefalleneren Duft hat. Falls Sie den Geruch von Zitronen- oder Orangenöl bevorzugen, können Sie das Grapefruitöl in allen Rezepten, in denen es vorkommt, durch eines dieser anderen beiden Öle ersetzen. Alle Zitrusöle können die Haut reizen; daher sollten Sie sie – selbst in verdünnter Form – nicht für Hautpflegeprodukte verwenden.

Lavendel (*Lavandula officinalis* oder *Lavandula angustifolia*)
Wenn Sie sich nur ein einziges ätherisches Öl kaufen können, ist Lavendelöl wahrscheinlich die beste Wahl. Es wirkt wunderbar beruhigend und entspannend auf Gemüt und Nervensystem und ist eine wirksame Erste-Hilfe-Behandlung bei Schnittwunden, Insektenstichen, leichten Verbrennungen und Hautreizungen. Mit anderen ätherischen Ölen vermischt, hat Lavendel eine harmonisierende Wirkung, sodass alle Öle sich zu einem ausgewogenen Ganzen verbinden.

Muskat *(Myristica fragrans)*
Der prägnante Duft von Muskat eignet sich hervorragend zur Beduftung von Räumen und als Zutat für Körperöle. Muskatöl hat eine leicht schmerzlindernde Wirkung; doch das wirklich Besondere an diesem Öl ist sein Einfluss auf das Nervensystem und die Vorstellungskraft. Muskatöl als Raumduft (siehe Kapitel 3) ist eines meiner Lieblingsmittel gegen Schlafstörungen; außerdem eignet es sich hervorragend als Zutat zu aphrodisierenden Massageölen. In hohen Dosen (bitte nicht ausprobieren!) hat Muskat eine hypnotische und halluzinogene Wirkung und ist nicht ungefährlich. In kleinen Dosen dagegen erweckt es die Sinne, beruhigt den Geist und verströmt einen absolut himmlischen Duft.

Pfefferminze *(Mentha × piperita)*
Pfefferminze wirkt anregend und erhebend und ist eines der besten ätherischen Öle in Situationen, in denen man sich irgendwie festgefahren fühlt und nicht weiterkommt. Dank seiner kühlenden Wirkung lindert

es Kopfschmerzen und eignet sich außerdem hervorragend als Erste-Hilfe-Behandlung bei leichter Übelkeit und Reisekrankheit.

Römische Kamille *(Anthemis nobilis)*
So ähnlich die beiden Pflanzennamen auch sein mögen – in seinen Wirkungen und Verwendungszwecken unterscheidet ätherisches Öl der Römischen Kamille sich sehr von dem der Echten Kamille. Römische Kamille hat eine stark krampflösende Wirkung und eignet sich daher besonders gut als Zutat für Massageölmischungen. Außerdem wirkt das Öl der Römischen Kamille wunderbar beruhigend auf das zentrale Nervensystem und ist ein hervorragendes Mittel gegen Stress.

Rosmarin (*Rosmarinus officinalis*)
Berühmt wurde Rosmarin durch Shakespeares Ophelia, die Hamlet „zum Angedenken" einen Rosmarinkranz umband. Dieses Öl steigert tatsächlich das Lern- und Konzentrationsvermögen; doch seine Wirkungen gehen weit darüber hinaus: In einem Diffuser oder als Dampfinhalation kann Rosmarinöl zur Linderung von Atemwegsinfektionen beitragen, da es den Schleim verdünnt, sodass er sich leichter abhusten lässt. In der Hautpflege wird Rosmarinöl wegen seiner regenerierenden Eigenschaften, dank denen die Haut besser abheilen und sich erneuern kann, gerne verwendet. Während der Schwangerschaft oder bei Kindern unter zehn Jahren sollte Rosmarin nicht angewendet werden.

Neroli *(Citrus aurantium)*
Dieses exquisite ätherische Öl wird aus den winzigen weißen Blüten des Bitterorangenbaums gewonnen. Für ein Pfund Öl braucht man über 100 Pfund Blüten; daher gehört Neroli zu den teureren ätherischen Ölen und wird oft bereits in Trägeröl verdünnt verkauft, um es erschwinglicher zu machen. Ich denke, sein verführerischer Duft, der die Gedanken beruhigt und emotionalen Stress lindert, und seine hautverjüngenden Eigenschaften sind es durchaus wert, sich ein Fläschchen gutes Neroliöl anzuschaffen.

Zitronenmelisse (*Melissa officinali*s)
Für mich gibt es kaum etwas Schöneres, als mehrere Menschen in einem Zimmer zu beobachten, die zum ersten Mal den Duft der Zitronenmelisse einatmen: Binnen Sekunden breitet sich ein strahlendes Lächeln auf ihren Gesichtern aus! Kein anderes ätherisches Öl eignet sich so gut dazu, Stress zu bekämpfen und die Stimmung zu heben. Ihr sonniger Charakter macht Zitronenmelisse zum idealen Öl für Menschen, die im Winter stark unter Ängsten und Depressionen zu leiden haben. Außerdem hat Zitronenmelisse antivirale Eigenschaften und kann sogar zur Bekämpfung von Herpesviren beitragen.

Rose *(Rosa damascena)* als Rosenabsolue oder Rosenöl (Rosendestillat)
Die Rose ist die Königin der Blumen – nicht nur wegen ihrer herrlichen Blüten, sondern auch wegen ihres Dufts und ihrer heilenden Fähigkeiten. Diese Pflanze, die schon seit Langem mit dem Herzen in Verbindung gebracht wird, hat so starke antidepressive und angstlösende Eigenschaften, dass ihr Öl Menschen bei der Erholung von seelischem Schmerz, Traumata oder chronischen Krankheiten helfen kann. Da man sehr viele Rosenblütenblätter braucht, um eine kleine Menge Rosenöl herzustellen, werden Sie feststellen, dass dieses Öl oft sehr viel kostspieliger ist als andere ätherische Öle – selbst in verdünnter Form. Rosenöl wird durch Dampfdestillation hergestellt und eignet sich besser als Zutat für hochwertige Hautpflegeprodukte; Rosenabsolue ist preiswerter und reicht für die Rezepte in diesem Buch völlig aus.

Unkräuter mit heilender Wirkung

Sie werden es vielleicht kaum glauben: Viele der hartnäckigsten Unkräuter, mit denen Sie in Ihrem Garten zu kämpfen haben, sind in Wirklichkeit Heilpflanzen! Man kann sie ernten und zur Herstellung von frischen, regionalen Naturheilmitteln oder Wildgemüsegerichten verwenden. Bevor Sie Ihre Gartenunkräuter also ausgraben und wegwerfen oder mit Herbiziden bekämpfen, sollten Sie lieber erst mal ein paar Rezepte in diesem Buch nachschlagen, die man aus ganz gewöhnlichem Unkraut herstellen kann. Auf Folgendes sollte man bei der Ernte von Unkräutern achten:

- Verwenden Sie keine Pflanzen, die mit Herbiziden oder Pestiziden besprüht worden sind.
- Unkräuter, die innerhalb einer Entfernung von 30 Zentimetern vom Bordstein, von einer Seitenstraße oder Straße in einem Wohngebiet oder innerhalb einer Entfernung von anderthalb Metern von einer Bundesstraße wachsen, sollten Sie stehen lassen. Wenn Sie keine Kräuter in der Nähe von Bürgersteigen ernten, ist die Gefahr, dass ein Hund draufgepinkelt hat, relativ gering; und wenn Sie sich von Bundesstraßen fernhalten, werden die geernteten Pflanzen nicht mit Autoabgasen oder verschmutztem Oberflächenwasser belastet sein; außerdem vermeiden Sie dadurch Unfälle.
- Waschen Sie die geernteten Pflanzenteile genauso wie Obst oder Gemüse aus dem Lebensmittelgeschäft. Lassen Sie sie *vollständig* trocknen, bevor Sie sie als Zutat für Salben oder Ölinfusionen verwenden, da schon geringe Wasserrückstände auf den Blättern dazu führen können, dass das Produkt sehr schnell verdirbt.

Mit ein bisschen Übung werden Sie diese heilkräftigen Unkräuter bald überall entdecken – selbst wenn Sie gar nicht hinschauen! Hier ein paar Tipps für die ersten Ernten:

- Löwenzahn (*Taraxacum officinale*): Diese Pflanze findet man auf Rasenflächen, Feldern und in Gärten; sogar in Rissen im Asphalt wachsen sie. Man erkennt sie an ihren gezähnten Blättern, gelben Blüten und der langen Pfahlwurzel. Die Blätter und Blüten kann man leicht von Hand ernten; doch für die Wurzeln braucht man einen Wurzelstecher.
- Wegerich (*Plantago*-Arten): Diese Pflanze hat eine starke heilsame Wirkung auf die Haut und andere Epithelgewebe. Man findet sie auf Spielplätzen, Wegen und an anderen Orten, wo der Boden durch starken Fußverkehr komprimiert worden ist. Der Spitzwegerich (*Plantago lanceolata*) hat schmale, der Breitwegerich (*Plantago major*) breite Blätter, die sich zur Spitze hin verjüngen. Beide Arten sind Heilpflanzen und haben in einer Grundrosette angeordnete Blätter mit parallelen Blattadern. Ernten Sie sie von Hand und verwenden Sie sie entweder frisch oder getrocknet für eines der vielen Rezepte in diesem Buch, zum Beispiel für den Luxuriösen Toner für alle Hauttypen (siehe Kapitel 4), die Erste-Hilfe-Salbe mit Schafgarbe, Ringelblume und Wegerich (siehe Kapitel 4) und das Kräutermundwasser (siehe Kapitel 6).
- Amerikanische Kermesbeere (*Phytolacca americana*): Diese imposante Pflanze wächst vor allem in den USA, sie kommt hierzulande meist als Kulturpflanze, vereinzelt auch verwilderst vor. Am besten gedeiht sie in aufgewühltem Boden, vor allem an der Grenze zwischen naturbelassenen Flächen und gemähtem Rasen oder in der Nähe von Bächen. Halten Sie Ausschau nach einer großen, breitblättrigen Pflanze mit schwarzvioletten Beeren, die leuchtend rosa Flecken an den Händen hinterlassen. Die Wurzeln erntet man im Herbst nach dem ersten Frost. Man braucht allerdings einen Spaten dazu!

Sobald Sie angefangen haben, sich einen Vorrat aus Heilkräutern und anderen natürlichen Zutaten zuzulegen, brauchen Sie natürlich auch ein System, um Ihre Schätze frisch zu halten, zu beschriften und zu ordnen.

So lagern und ordnen Sie Ihre Naturheilmittel und Zutaten

Eine große Schachtel voller Kräuter, Butter und anderer natürlicher Zutaten auszupacken, macht zwar ungeheuer viel Spaß; doch man muss schon ein bisschen experimentieren, um all die unregelmäßig geformten Tüten, Fläschchen und Tiegel im Küchenschrank unterzubringen, ohne sein Geschirr oder seine Küchenvorräte von ihrem angestammten Platz verbannen zu müssen. Es lohnt sich, etwas Zeit zu investieren und ein Aufbewahrungssystem zu entwickeln, das den gesamten Prozess der Naturheilmittelherstellung umfasst. Egal wie dieses System aussieht – Sie sollten auf jeden Fall darauf achten, dass die Utensilien und Zutaten für die Zubereitung Ihrer Heilmittel leicht zugänglich sind. Außerdem sollten Sie einen festen Platz für die Aufbewahrung von leeren Fläschchen und Etiketten schaffen und Ihre Heilmittel an einer Stelle lagern, wo sie möglichst lange haltbar bleiben und nicht in Vergessenheit geraten, sodass Sie sie womöglich erst dann wieder entdecken, wenn das Verfallsdatum schon längst abgelaufen ist.

Hier ein paar Tipps, die Ihnen die Aufbewahrung und Ordnung Ihrer Naturheilmittel erleichtern werden:

- Räumen Sie einen Platz in Ihrer Küche leer, der künftig für Ihre Naturheilmittel und für Zutaten und Zubehör vorbehalten sein soll, um Unordnung zu vermeiden. Der Platz sollte vor Sonnenlicht und extremen Temperaturen geschützt sein.
- Wenn Sie in Ihrer Küche nicht genügend Platz haben, um ein Regal oder einen Schrank leerzuräumen, benutzen Sie stattdessen stapelbare transparente Kunststoffbehälter. (Ich verwende zum Beispiel Stapelfächer für Schuhe von The Container Store.) Dort sind Ihre Zutaten geschützt, und dank dem transparenten Plastik finden Sie sofort problemlos die Behälter mit dem gewünschten Inhalt.
- Bewahren Sie möglichst keine Zutaten im Badezimmer auf. Temperatur- und Luftfeuchtigkeitsschwankungen im Bad können dazu führen, dass die Zutaten vorzeitig verderben. Fertige Naturheilmittel, die Sie täglich benutzen (zum Beispiel Hautpflegeprodukte oder Hamamelis-Pads), können Sie ruhig im Badezimmer aufbewahren; aber langfristig sollte man dort keine selbst gemachten Naturheilprodukte lagern.
- Sie können auch einen kleinen Kulturbeutel oder Schminkkoffer zum Gefäß für Ihre ätherischen Öle umfunktionieren oder einen anderen tragbaren Behälter dafür verwenden. Fläschchen mit ätherischen Ölen sind klein und lassen sich leicht transportieren; aber leider gehen sie dadurch auch ziemlich leicht verloren. Wenn Sie alle Öle zusammen in einem tragbaren Köfferchen aufbewahren, wissen Sie stets, wo sie zu finden sind, und können sie in jedes Zimmer Ihres Hauses mitnehmen, in dem Sie sie gerade verwenden möchten.

Und nicht zuletzt sollten Sie alles genau beschriften! Ich kann gar nicht oft genug betonen, wie wichtig das ist. Vielleicht möchten Sie die fertigen Naturheilmittel an derselben Stelle aufbewahren wie Ihre Zutaten oder sie lieber in den Schrank stellen, in dem Sie Ihre rezeptfreien Medikamente, Vitaminpräparate und sonstigen Nahrungsergänzungsmittel lagern. Ob Sie nun Teereste für einen Tag im Kühlschrank aufbewahren, Kräuterbrühe in die Gefriertruhe oder eine fertige Tinktur in einen Schrank stellen – das Etikett, das Sie auf den Behälter kleben, ist der wichtigste Bestandteil Ihres Lagerungssystems.

Wahrscheinlich wird irgendwann der Tag kommen, an dem Sie sich eine frische Portion Magenbitter mit Schokolade und Gewürzen oder Sinnliches Ingwer-Kokosnuss-Massageöl zurechtgemixt haben und sich denken: *Ach was, das brauche ich doch nicht zu beschriften.* Vielleicht haben Sie keine Etiketten mehr, vielleicht gibt es in Ihrem Bestand an Naturheilmitteln keine anderen Flaschen, die ähnlich aussehen, oder Sie glauben, den Inhalt problemlos anhand seines Geruchs erkennen zu können. Doch wenn Sie dieser Versuchung nachgeben, werden Sie garantiert irgendwann nicht mehr wissen, was in dieser Flasche ist; und dann bleibt Ihnen nichts anderes übrig, als ein Produkt wegzuwerfen, das Sie eigentlich noch lange verwenden könnten. Etiketten müssen nicht unbedingt besonders dekorativ aussehen; es genügt, wenn sie zweckmäßig sind. Selbst ein Streifen Klebeband reicht aus, solange er die richtigen Informationen enthält.

Auf Ihren Etiketten sollten Sie stets Folgendes vermerken:

- den Namen des fertigen Naturheilmittels
- das Abfülldatum
- eine Liste der verwendeten Zutaten (idealerweise in absteigender Reihenfolge nach Volumina geordnet)
- falls erforderlich, wichtige Sicherheitshinweise (zum Beispiel „nur zur äußerlichen Anwendung")

Bewahren Sie einen Etikettenbogen, einen Permanent-Marker und/oder ein hübsches Klebeband (ich benutze dafür japanisches Washi-Tape) an derselben Stelle auf wie Ihre Zutaten – so wird die Beschriftung zum Kinderspiel!

Nun, da Sie ein bisschen mehr darüber erfahren haben, wie Naturheilmittel wirken, und wissen, worauf Sie beim Sammeln oder Beschaffen von Zutaten und Vorräten achten müssen, brauchen Sie nur noch eines zu tun: Probieren Sie einfach ein paar Rezepte aus! Denken Sie daran: Ihre eigene Erfahrung wird dabei Ihr bester Lehrmeister sein.

Kapitel 3

GESUNDES WOHNEN

Es ist einfacher, sich gesund zu ernähren, wenn der Kühlschrank mit frischem Obst und Gemüse gefüllt ist; und es fällt einem auch leichter, Sport zu treiben, wenn man sich schon vor dem Schlafengehen die Trainingskleidung bereitlegt, sodass man am nächsten Morgen nur noch hineinzuschlüpfen braucht. Eine Umgebung zu schaffen, die Sie in der Erreichung Ihrer Ziele unterstützt, ist so ziemlich das Klügste, was Sie tun können. Das gilt auch für die Ausübung eines wellnessorientierten Lebensstils: Wenn Sie ein gesünderes, glücklicheres, entspannteres Leben führen möchten, beginnen Sie dabei am besten in Ihren eigenen vier Wänden! Unser Lebensraum hat einen enormen Einfluss auf unser Wohlbefinden.

In diesem Kapitel erfahren Sie, wie Sie Ihr Zuhause mithilfe von Pflanzen, ätherischen Ölen und natürlichen Zutaten in eine Wellnessoase verwandeln können, die Sie in Ihrem Bestreben um eine gesündere Lebensweise unterstützt. Sie finden darin auch viele Ideen und Anregungen dafür, Ihr Zuhause schöner und gemütlicher zu gestalten, damit Sie sich dort nach Herzenslust entspannen und wohlfühlen können. Binnen kürzester Zeit werden Sie in den Genuss der Vorteile von luftreinigenden Zimmerpflanzen, duftenden Potpourris und ätherischen Ölmischungen kommen, die Sie genau auf Ihre jeweilige Stimmung abstimmen können. Dank meinen Rezepten für selbst gemachte Reinigungsprodukte können Sie nicht nur Geld sparen, sondern vermeiden auch den Kontakt mit toxischen Chemikalien. Sobald Sie sehen, wie wirksam und genussvoll es ist (und wie wenig es kostet), Kräuter und andere naturbelassene Zutaten im ganzen Haus zu verwenden, wird Sie das hoffentlich dazu ermutigen, sich ein bisschen intensiver mit diesem Buch zu beschäftigen.

Gesundheitsfördernde Zimmerpflanzen

Ist Ihnen schon einmal aufgefallen, dass bei einem Spaziergang durch den Wald oder einen Garten schon allein die Bäume, die frische Luft und die Blumen beruhigend auf Sie wirken? Aufgrund der Erfordernisse unseres modernen Lebens sind die meisten Menschen gezwungen, ihre Zeit in Innenräumen zu verbringen; doch dank der vielen Zimmerpflanzen, die es gibt, können Sie die beglückende und gesundheitsfördernde Wirkung lebender Pflanzen in Ihr Zuhause und Ihr Büro hineinholen. Die Pflanzen, die ich in diesem Kapitel beschreibe, sind pflegeleicht, verbessern die Raumluft und verleihen jedem Zimmer eine ruhige, besinnliche Atmosphäre.

Aloe-vera-Gel

NUTZEN UND ANWENDUNG: Eignet sich als Erste-Hilfe-Sofortmaßnahme bei leichten Schnitt- oder Schürfwunden und Verbrennungen; verschönert Ihr Zuhause und reinigt die Luft

WARNHINWEIS: Nicht einnehmen; außer Reichweite von Hunden und Katzen aufbewahren (für solche Tiere ist Aloe giftig)

ERGIBT: ½–5 Esslöffel (je nach Blattgröße)

- **1 frisches Aloe-vera-Blatt**

1. *Gewinnung des Gels:* Das ausgewählte Blatt mit einem scharfen Messer möglichst nah am Pflanzenstiel abschneiden, mit Wasser abspülen und trocken tupfen.
2. Halten Sie Ausschau nach dem gelben Pflanzensaft an der Schnittfläche des Aloe-vera-Blatts! Schneiden Sie den Blattteil mit der höchsten Konzentration dieses gelben Safts ab. (Er liegt normalerweise 1,2 bis 2,5 cm oberhalb der Pflanzenbasis.) Dieser Teil sollte nicht verwendet werden, da der Saft zum Schutz der Pflanze einen Reizstoff namens Aloin enthält. Ihr fertiges Naturheilprodukt sollte möglichst wenig Aloin enthalten.
3. Entfernen Sie die Dornen von dem Blatt, damit Sie sich während der Arbeit nicht daran stechen, und schneiden Sie es in 5 bis 7,5 cm lange Stücke.
4. Schneiden Sie dann so, dass Sie das klebrige, zähflüssige Gel in der Blattmitte mit einem Messer herausschälen. Dieses Gel können Sie als Erste-Hilfe-Behandlung auf verletzte Stellen auftragen oder als Zutat für Hautpflegeprodukte verwenden. Übriges Gel hält sich in einem nicht-reaktiven Behälter (zum Beispiel aus Glas oder schwerem Plastik; keine Metallbehälter) mit Deckel bis zu 3 Tage. Wenn Sie das Gel länger aufbewahren möchten, frieren Sie es ein (siehe Anleitung im nächsten Schritt).
5. *Einfrieren von frischem Aloe-vera-Gel:* Geben Sie das von der Blattrinde abgeschälte Gel in den Mixer und verarbeiten Sie es auf hoher Stufe, bis es sich verflüssigt hat (im Hochgeschwindigkeitsmixer: ca. 1 Minute; in einem normalen Mixer: bis zu 3 Minuten).
6. Das pürierte Aloe-vera-Gel in einen Eiswürfelbehälter gießen und zu festen Würfeln gefrieren.
7. Die Gelwürfel aus dem Behälter herausdrücken und in einem Gefrierbeutel lagern, damit sie frisch bleiben. Innerhalb von 6 Monaten verbrauchen.

Einblatt

NUTZEN UND ANWENDUNG: Trägt zur Luftreinigung bei

WARNHINWEIS: Nicht anwenden, wenn Sie Hunde oder Katzen haben, die Ihre Zimmerpflanzen anknabbern könnten (für solche Tiere ist das Einblatt giftig)

ERGIBT: bessere Luft für 1 Zimmer

- **1 Einblatt-Pflanze**

1. Ein neues Einblatt in einen Topf mit Zimmerpflanzenerde eintopfen. (Legen Sie eine 2,5 bis 5 cm dicke Schicht Steine auf den Topfboden, bevor Sie die Erde einfüllen, damit das Gießwasser gut abfließen kann.) Die meisten Pflanzen sind bereits richtig eingetopft beim Gärtner erhältlich; doch wenn Sie Ihr Einblatt nach ein paar Jahren umtopfen müssen, sollten Sie sich an diese Anleitung halten.
2. Im Frühjahr und Sommer braucht das Einblatt viel natürliches Licht; im Herbst und Winter sollte es dunkler stehen. Wenn Sie die Lichtverhältnisse auf diese Weise an die Bedürfnisse der Pflanze anpassen, wird sie besser gedeihen und reichlicher blühen; doch notfalls kommt sie auch das ganze Jahr über mit wenig Licht aus.
3. Gießen Sie Ihr Einblatt regelmäßig, damit es nicht welk wird. In Gegenden mit heißem, trockenem Klima muss man es vielleicht sogar einmal pro Tag gießen; in feuchtem, gemäßigtem Klima kann einmal wöchentliches Gießen ausreichen. Lassen Sie die obersten 2,5 bis 5 cm der Erde zwischendurch abtrocknen, um die Pflanze vor Überwässerung zu schützen: Sobald die Erde trocken ist, können Sie Ihr Einblatt wieder gießen.
4. Wenn die Luft bei Ihnen während der Wintermonate sehr trocken ist, kann das Einblatt braune Blattspitzen bekommen und verkümmert dann sehr leicht. Um das zu verhindern, sollten Sie die Blätter mit einer mit Wasser gefüllten Sprühflasche besprühen oder die ganze Pflanze samt Topf einmal pro Woche in die Badewanne stellen und 1 bis 2 Minuten lang mit kühlem oder zimmerwarmem (nicht heißem!) Wasser abbrausen. Anschließend lassen Sie die Pflanze (bei zugedrehtem Wasserhahn) für die nächsten 8 bis 12 Stunden in der Badewanne stehen, damit sie die restliche Luftfeuchtigkeit in sich aufnehmen kann.

Grünlilie

NUTZEN UND ANWENDUNG: Trägt zur Luftreinigung bei

WARNHINWEIS: Keiner

ERGIBT: bessere Luft für 1 Zimmer

- **1 Grünlilienableger**

1. Eine Grünlilie beschafft man sich am besten, indem man eine Freundin, die eine ausgewachsene Pflanze besitzt, um 1 oder 2 Ableger bittet. Grünlilien bilden Triebe, an denen kleine Ableger sitzen. Diese wachsen mit der Zeit zu großen Pflanzen heran und bilden dann wieder neue Ableger.
2. Schneiden Sie einen Ableger, an dessen Unterseite sich bereits Wurzeln gebildet haben sollten, von der ausgewachsenen Pflanze ab. Pflanzen Sie den Ableger mit der Wurzelseite nach unten in einen Topf mit Zimmerpflanzenerde.
3. Schützen Sie Ihre Grünlilien vor direkter Sonneneinstrahlung. Sie gedeihen am besten bei mäßigem Licht.
4. Topfen Sie die kleinen Grünlilien erst um, wenn sie ungefähr 5 cm groß sind.
5. Grünlilien sollten regelmäßig gegossen werden. Bei heißem, trockenem Klima oder sehr kleinen Töpfen, die schnell austrocknen, müssen Sie besonders oft gießen. Achten Sie dazu am besten auf die Erde: Wenn Sie diese nach dem Gießen vollständig austrocknen lassen, besteht keine Gefahr, die Pflanzen zu überwässern.

Gut zu wissen

Grünlilien haben eine besonders starke luftreinigende Wirkung: Sie filtern die Giftstoffe Xylol und Toluol aus der Raumluft heraus. Außerdem bilden sie viele Ableger, sodass Sie nicht nur alle Räume Ihres Hauses, sondern auch Freunde und Familienangehörige mit diesen luftreinigenden „Wunderkindern" versorgen können. Und nicht zuletzt sind Grünlilien für Hunde und Katzen ungiftig; Sie können diese Pflanzen also auch dann halten, wenn Ihre Haustiere sich womöglich hin und wieder an Ihren Zimmerpflanzen vergreifen.

Kräuterpotpourris

Es mag antiquiert erscheinen, sich seine Potpourrimischungen selbst herzustellen; doch wenn Sie es einmal probieren und merken, wie viel Freude das macht, werden Sie bald überzeugt davon sein, dass dieser Zeitaufwand sich lohnt. Potpourris sind die beste Methode, Ihr ganzes Haus mit einem angenehmen Duft zu erfüllen. (Verwenden Sie dafür die in den Rezepten beschriebene Herdplattenmethode.) Sie können Ihre Potpourrimischungen aber auch in Säckchen oder dekorative Schalen geben. Egal welche Methode Sie wählen – der Duft wird die Regionen Ihres Gehirns, die für Ihre Emotionen zuständig sind, direkt ansprechen. Mithilfe dieser einfachen Rezepte können Sie Ihre Stimmung heben, eine Atmosphäre der Geborgenheit schaffen und Ihren Schlaf verbessern – und zwar ohne Risiko für Wechselwirkungen zwischen Heilpflanzen und Medikamenten, unangenehmen Geschmack oder unerwünschte Nebenwirkungen, wie sie mit der Einnahme pharmazeutischer Präparate einhergehen!

Gut zu wissen

Wenn im folgenden Text von „Tassen“ als Maßeinheit die Rede ist, sind amerikanische „cups“ gemeint, die in der Regel etwas größer als die Tassen hierzulande sind. Auf vielen Marken-Messbechern sind auch „cups“ angegeben, so kann man die Mengen ganz genau abmessen.

Lavendel-Rosen-Potpourri

NUTZEN UND ANWENDUNG: Schafft eine beruhigende, erdende Atmosphäre in der Wohnung

WARNHINWEIS: Keiner

ERGIBT: ca. 3 ½ Tassen

- **1 Tasse getrocknete Lavendelblüten**
- **1 Tasse getrocknete Rosenblüten**
- **1 Tasse getrockneter Rotklee**
- **½ Tasse Iriswurzelpulver**
- **¼ Tasse ganze Gewürznelken**
- **5 Tropfen Muskatöl**
- **5 Tropfen Geranienöl**
- **960 ml Wasser**

1 Alle Zutaten außer dem Wasser in einer großen Schüssel miteinander verrühren. In einem Gefäß mit Deckel hält sich das Potpourri bis zu 3 Monate.

2 Wasser und 1 Tasse der fertigen Potpourrimischung auf dem Herd zum Köcheln bringen, um das ganze Haus mit einem köstlichen Duft zu erfüllen. Falls Sie einen dezenteren Duft bevorzugen, verteilen Sie das Potpourri auf kleine Schälchen und stellen in jedes Zimmer eines davon. Sie können die Potpourrimischung auch in kleine Stoffbeutel füllen, um damit die Schubladen zu beduften, in denen Sie Ihre Kleidungsstücke aufbewahren.

Gut zu wissen

Die für dieses Rezept verwendete Iriswurzel stammt von zwei verschiedenen Irisarten und ist in vielen Geschäften für Bastelbedarf und auch bei den in Kapitel 2 erwähnten Kräutergroßhändlern erhältlich. Sie verleiht dem Potpourri-Duft eine tiefe Basisnote; außerdem dient sie als Fixativ, damit der Duft sich länger hält. Man kann auch Zimtstangen als Fixativ verwenden; sie sind der beste Ersatz, falls Sie kein Iriswurzelpulver zur Hand haben.

Potpourri für erholsamen Schlaf

NUTZEN UND ANWENDUNG: Wirkt entspannend und verbessert den Schlaf

WARNHINWEIS: Nicht in der Nähe von Katzen anwenden

ERGIBT: 3 ¼ Tassen

- **1 Tasse getrocknete Kamillenblüten**
- **1 Tasse getrocknete Lavendelblüten**
- **½ Tasse getrockneter Rotklee**
- **½ Tasse getrockneter Beifuß**
- **¼ Tasse Iriswurzelpulver**
- **5 Tropfen Lavendelöl**
- **5 Tropfen Öl der Römischen Kamille**
- **960 ml Wasser**

1. Alle Zutaten außer dem Wasser in einer großen Schüssel miteinander verrühren. In einem Gefäß mit Deckel hält sich das Potpourri bis zu 3 Monate.
2. Verteilen Sie die Potpourrimischung auf kleine Schälchen und stellen Sie diese in Ihrem Schlafzimmer auf oder füllen Sie sie in Stoffbeutelchen, die Sie in Ihren Kopfkissenbezug stecken können. Sie können sich auch ein „Traumkissen" (ein kleines, mit Kräutern gefülltes Kissen, das Sie in die Nähe Ihres Kopfkissens legen) basteln oder Wasser mit 1 Tasse der Kräutermischung in einem Topf ohne Deckel auf der Herdplatte zum Köcheln bringen. Aber denken Sie daran, den Herd vor dem Schlafengehen auszuschalten!

Gut zu wissen

Die Kombination aus Kamille und Lavendel erzeugt einen Synergieeffekt: Sie hat eine stärkere entspannende Wirkung als jedes dieser beiden Öle für sich allein. Beifuß hat viele gesundheitsfördernde Wirkungen; doch in diese Kräutermischung habe ich ihn aufgenommen, weil der Volksmund ihm nachsagt, dass er schöne Träume schenkt und die Seele beschützt, sodass man loslassen und in einen tiefen Schlaf sinken kann.

Apfel-Zimt-Potpourri

NUTZEN UND ANWENDUNG: Schenkt ein Gefühl der Wärme, Sicherheit und Geborgenheit

WARNHINWEIS: Keiner

ERGIBT: ca. 2 ½ Tassen

- **1 leicht gehäufte Tasse getrocknete Apfelscheiben**
- **½ Tasse getrocknete Salbeiblätter**
- **½ Tasse getrocknete Lorbeerblätter**
- **¼ Tasse ganze Gewürznelken**
- **⅛ Tasse frische Orangenschale**
- **6 Zimtstangen**
- **960 ml Wasser**

1. Alle Zutaten außer dem Wasser in einer großen Schüssel mit den Händen gründlich miteinander vermischen. In einem Gefäß mit Deckel hält sich das Potpourri bis zu 1 Monat.
2. Das Wasser mit 1 Tasse der fertigen Mischung auf der Herdplatte zum Köcheln bringen, um das ganze Haus mit einem herrlichen Duft zu erfüllen.

Gut zu wissen

Ein Gefühl der Sicherheit und Geborgenheit ist der erste Schritt zur Heilung; und diese Duftmischung kann dazu beitragen, dass man sich geerdet, zentriert und unterstützt fühlt. Wenn Sie sich wohl und geborgen fühlen, kann Ihr parasympathisches Nervensystem seiner wichtigen Aufgabe – „Ausruhen und Verdauen" – besser nachkommen. Sie sollten die heilsame Wirkung des angenehmen Geborgenheitsgefühls, das diese Kräutermischung in Ihnen erzeugt, nicht unterschätzen; denn dieses Gefühl zeigt, dass Ihre Selbstheilungskräfte allmählich immer stärker werden!

Auskleidung für Wäscheschubladen mit süßem Blütenduft

NUTZEN UND ANWENDUNG: Wehrt Schädlinge ab

WARNHINWEIS: Keiner

ERGIBT: Auskleidung für 1 Schublade

- **Baumwollstoff (Anleitung zum Ausmessen siehe Schritt 1)**
- **1 gehäufte Tasse getrocknete Lavendelblüten**
- **2 Tropfen Geranienöl**
- **doppelseitiges Stoffklebeband**

1. Messen Sie zunächst die Länge und Breite des Bodens aller Schubladen aus, die Sie mit Stoff auskleiden möchten. Wenn Sie die Maße verdoppeln, wissen Sie, wie viel Stoff Sie pro Schublade brauchen. Wenn der Boden Ihrer Schublade beispielsweise 56 x 38 cm groß ist, müssen Sie ein 112 x 76 cm oder 2 mindestens 56 x 38 cm große Stoffstücke kaufen.
2. Schneiden Sie 2 gleich große Stücke Stoff zu, die genau in Ihre Schublade passen. Die Stücke sollten ein bisschen (ungefähr 3 mm pro Seite) kleiner sein als das Innere der Schublade, damit die Auskleidung keine Dellen bildet.
3. Geben Sie die getrockneten Lavendelblüten in eine saubere Rührschüssel. Fügen Sie das Geranienöl hinzu und vermengen Sie beide Zutaten vorsichtig mit den Fingern, bis sie sich gleichmäßig miteinander vermischt haben.
4. Legen Sie die gleich großen Stoffstücke so auf Ihre Arbeitsfläche, dass jeweils die linke Seite nach oben zeigt. Bringen Sie an 3 Seiten eines Stoffstücks doppelseitiges Stoffklebeband auf, sodass nur noch eine (kurze) Seite frei von Klebeband ist. Dann legen Sie die beiden Stoffstücke mit der linken Seite nach unten aufeinander, ziehen die Papierfolie von dem doppelseitigen Klebeband ab und befestigen die beiden Stücke so aneinander, dass sie eine an 3 Seiten geschlossene und an einer kurzen Seite geöffnete „Tasche" bilden.

Auskleidung für Wäscheschubladen mit süßem Blütenduft (Fortsetzung)

5 Füllen Sie diese „Stofftasche" mit einer Schicht mit Geranienöl bedufteter Lavendelblüten und schließen Sie dann die offene Seite, indem Sie noch ein Stück doppelseitiges Klebeband an den linken Seiten der beiden Stoffstücke anbringen und sie aneinanderdrücken.

6 Die Auskleidung in die Schublade legen und die Füllung mit den Händen glätten. Sie braucht aber nicht ganz glatt zu sein! Wenn Sie möchten, können Sie auch noch ein kleines Quadrat aus doppelseitigem Klebeband an allen 4 Ecken der Schubladenauskleidung befestigen, damit sie nicht verrutscht.

7 Sobald der Duft nachlässt, öffnen Sie die „Tasche", indem Sie das doppelseitige Klebeband an einer Seite auseinanderziehen, ersetzen die verbrauchten Blüten durch neue und verschließen die Tasche dann wieder mit einem neuen Stück Klebeband.

Gut zu wissen
Diese Auskleidungen eignen sich ganz hervorragend für Schubladen zur Aufbewahrung von Pullovern oder Kleidungsstücken, die man im Sommer bzw. Winter nicht braucht! Wenn sie noch ein bisschen eleganter aussehen sollen, nähen Sie sie an 3 Seiten zu und verschließen die vierte Seite mit Klettband oder einem Band mit Haken und Ösen. Sie können bei der Füllung der Auskleidungen gerne auch mit anderen getrockneten Blüten (zum Beispiel Rosenblütenblättern oder Jasminblüten) und anderen ätherischen Ölen experimentieren.

Duftkugel aus Orangen und Gewürznelken

NUTZEN UND ANWENDUNG: Wehrt Schädlinge ab und ist ein schöner Dekorationsgegenstand

WARNHINWEIS: Außer Reichweite von Haustieren und Kleinkindern aufstellen

ERGIBT: 1 Duftkugel

- **1 mittelgroße Orange (Durchmesser: 12–13 cm)**
- **⅛ Tasse ganze Gewürznelken**

1 Drücken Sie möglichst viele Gewürznelken in die Schale der Orange hinein. Die Abstände zwischen den einzelnen Nelken sollten höchstens einen guten halben Zentimeter groß sein. (Falls Ihnen vom Eindrücken der Gewürznelken in die Orangenschale der Daumen wehtut, setzen Sie einen Fingerhut auf.)

2 Sobald Sie die ganze Orange mit Gewürznelken bestückt haben, stellen Sie die Duftkugel in den Küchenschrank, um Ameisen und andere Schädlinge fernzuhalten; in den Kleiderschrank, um Motten abzuwehren, oder zur Raumbeduftung in eine dekorative Schale. Sie können die Orange aber auch mit 2 Dekobändern umwickeln und Ihre Duftkugel dann irgendwo aufhängen. Dazu legen Sie die beiden Bänder kreuzförmig auf Ihre Arbeitsfläche, platzieren die Orange genau auf die Schnittstelle der Bänder und binden diese dann außen herum, damit die Orange nicht herausfallen kann. Anschließend können Sie die Duftkugel an eine stabile Girlande oder ein Geländer hängen.

Gut zu wissen

Schon die Herstellung von Duftkugeln hat eine therapeutische Wirkung: Sie ist sowohl für Kinder als auch für Erwachsene eine beruhigende, stressabbauende Beschäftigung in der Vorweihnachtszeit. Durch das Durchbohren der Orangenschale mit Gewürznelken wird das in der Schale enthaltene ätherische Öl freigesetzt, dessen Duft beruhigend auf Geist und Körper wirkt. Orangenöl lindert nachweislich Depressionen und Symptome einer posttraumatischen Belastungsstörung. Sie können die Duftkugeln als Weihnachtsdekoration oder ungiftige Schädlingsbekämpfungsmittel verwenden.

Ätherische Öle

Ätherische Öle sind keine richtigen Öle, sondern duftende chemische Substanzen, die schnell verdunsten und jeder Pflanzenart ihren charakteristischen Duft verleihen. Auf den nächsten Seiten werden Sie die Eigenschaften verschiedener ätherischer Öle kennenlernen und üben, daraus neuartige Kombinationen zu zaubern, die Ihre Sinne erfreuen. Der beste Einstieg in die Welt der ätherischen Öle ist die Anschaffung eines Diffusers, der einen feinen Nebel aus verdünntem ätherischem Öl (oder einer Mischung mehrerer Öle) an die Luft abgibt. Die Beduftung Ihrer Wohnung mit vernebelten ätherischen Ölen hat heilsame Wirkungen, die weit über die bloße Freude am Duft hinausgehen. Wenn Sie in Ihrer Wohnung einen Diffuser mit Ölen aufstellen, die die Stimmung heben, Stress lindern und die Konzentration fördern, tun Sie eine ganze Menge für Ihre emotionale und geistige Gesundheit. Öle mit antimikrobieller Wirkung können Nasennebenhöhlenbeschwerden lindern und verhindern, dass in der Luft befindliche Krankheitskeime sich in der ganzen Wohnung ausbreiten. Solche Öle haben eine so starke Wirkung, dass schon ein bis zwei Tropfen – richtig angewendet – Ihren Alltag von Grund auf verändern können.

Die Auswahl der richtigen Öle

Denken Sie darüber nach, was Sie mit Ihrem Öl erreichen möchten! Soll es Ihre Stimmung heben, Sie beruhigen und auf einen erholsamen Schlaf einstimmen oder die Krankheitskeime eines niesenden Familienmitglieds abtöten? Sie brauchen sich nicht unbedingt die Eigenschaften und Verwendungszwecke sämtlicher ätherischer Öle zu merken. Es genügt, wenn Sie folgendes Grundprinzip im Hinterkopf behalten: Der Teil der Pflanze, von dem das Öl stammt, verrät bereits eine ganze Menge über seine Wirkung! Mit dem Duft ätherischer Öle aus Blüten (Rose, Geranie, Neroli) möchte die Pflanze Bestäuber anlocken. Ihr süßer Duft wirkt auf uns genauso anziehend wie auf Bienen. Solche Öle haben eine positive Wirkung auf Denkprozesse, Hormonhaushalt und Stimmung. Ihre antimikrobielle Wirkung ist dagegen relativ gering. Öle aus Blättern und Rinde gehören eher zum Selbstverteidigungssystem der Pflanze. Diese Öle können lästige Insekten abwehren, Pilzinfektionen bekämpfen und haben oft eine starke antibakterielle und antivirale Wirkung.

Nun, da Sie eine ungefähre Vorstellung davon haben, was man mit ätherischen Ölen alles erreichen kann, ist es höchste Zeit, mit dem Experimentieren zu beginnen!

Verwenden Sie Ihre Öle zuerst einzeln!

Um die Vorteile und Eigenschaften ätherischer Öle kennenzulernen, sollten Sie zunächst einmal recherchieren und ein paar persönliche Erfahrungen sammeln. Lesen Sie in diesem Buch nach, welche Öle sich für die Verwendungszwecke, die Sie im Sinn haben, am besten eignen. Doch Ihre persönliche Erfahrung mit den verschiedenen Ölen wird Ihr bester Lehrmeister sein. Um sich mit minimalem Zeit- und Arbeitsaufwand ein paar praktische Kenntnisse über ätherische Öle anzueignen, sollten Sie Ihre Öle zunächst einmal einzeln verwenden.

Im Englischen bezeichnet man ein pflanzliches Präparat, das nur aus einer einzigen Heilpflanze hergestellt wird, als „simple" (einfach) – und das ist ein sehr treffender Begriff, denn die Herstellung solcher Naturheilmittel ist tatsächlich kinderleicht! Sobald Sie sich darüber im Klaren sind, welchen Zweck Sie mit Ihrem ätherischen Öl erreichen möchten, schlagen Sie einfach die Beschreibungen der Öle in Kapitel 2 auf. Wählen Sie ein Öl aus, das gut zu Ihrem Vorhaben passt, und vernebeln Sie dieses dann anhand der Anleitungen, die Sie an späterer Stelle in diesem Kapitel finden, in einem Diffuser. Beobachten Sie, wie sich sein Duft auf Sie auswirkt. Wirkt das Öl kühlend (wie beispielsweise Pfefferminze) oder erwärmend (wie Rosmarin)? Entspannt es Sie oder gibt es Ihnen einen Energieschub? Vielleicht möchten Sie sich sogar ein paar Notizen darüber machen, wie die verschiedenen Öle riechen, welche körperlichen Empfindungen sie in Ihnen wecken und wie sie sich auf Ihren Geist und Ihre Seele auswirken. So können Sie den Charakter und die Wirkungen jeder einzelnen Pflanze am eigenen Leib erfahren. Wenn Sie diesen Vorgang mit allen in diesem Buch erwähnten ätherischen Ölen wiederholen, sind Sie auf dem besten Weg, sich die Fähigkeiten anzueignen, die Sie brauchen, um eigene, auf Ihre individuellen Bedürfnisse abgestimmte Mischungen und Rezepturen herzustellen.

Zweier- und Dreierkombinationen

Sobald Sie mit den einzelnen Ölen vertraut sind, können Sie versuchen, zwei verschiedene Öle miteinander zu kombinieren. Wie zwei gute Freunde oder ein Ehepaar sind zwei Kräuter oft besser als eines. Sie können sich gegenseitig ausgleichen und etwas Besseres schaffen als die Summe ihrer Teile. Dreierkombinationen sind schon ein bisschen komplizierter; doch sobald Sie die Mischungen ausprobiert haben, die ich Ihnen in der unten stehenden Liste empfehle, können Sie mit eigenen innovativen Kombinationen experimentieren.

- **Lavendel und Pfefferminze:** Lavendel entspannt, und Pfefferminze wirkt anregend; doch beide Pflanzen haben eine kühlende „Energie". Dank dem Kontrast zwischen beruhigender und stimulierender Wirkung eignet sich diese Mischung ganz hervorragend für den Stressabbau bei Tag und hilft besonders gut gegen Kopfschmerzen. *Kombinationsprinzip:* Die Kombination von Kräutern mit gegensätzlicher Wirkung (zum Beispiel anregend und entspannend) und ähnlicher Energie (kühlend) eignet sich sehr gut zum Stressabbau, ohne müde zu machen.
- **Pfefferminze und Teebaum:** Pfefferminze hat zwar keine so starke antimikrobielle Wirkung wie Teebaum; doch dem Teebaumöl fehlt dafür der Charme und der erhebende Duft, der das Pfefferminzöl so angenehm macht. Durch die Kombination beider Öle erzielen Sie die gewünschte antimikrobielle Wirkung auf viel angenehmere Art und Weise, als wenn Sie nur Teebaumöl verwenden würden. *Kombinationsprinzip:* Wenn eine Pflanze nicht so gut riecht oder schmeckt, sollten Sie sie mit einer Pflanze von angenehmerem Duft oder Geschmack verbinden. Auf diese Weise haben Sie mehr Freude an Ihrem Naturheilmittel und kommen trotzdem in den Genuss seiner therapeutischen Wirkung!
- **Geranie und Muskat:** Beide Öle haben ein eindringliches, verführerisches Aroma. Geranienöl wird aus den blühenden Teilen, Muskatöl aus den Samen der Pflanze gewonnen und hat einen viel schwereren Charakter. Die Leichtigkeit der blumigen Note (Geranie) wird durch die Tiefe der Basisnote (Muskat) ausgeglichen, und die Kombination aus beiden Ölen ergibt eine wunderbare aphrodisierende Mischung. Experimentieren Sie in einem Verhältnis von 1:1 und 2:1 (und umgekehrt) zwischen Geranie und Muskatnuss; so lernen Sie, das „Gewicht" eines Dufts auszugleichen. *Kombinationsprinzip:* Schaffen Sie mit schwereren Duftnoten von Samen-, Rinden- und Wurzelölen ein Gleichgewicht zu leichteren Blütenölen.
- **Römische Kamille, Rosmarin und Geranie:** Diese Mischung kombiniert die Tiefe und Süße zweier Blütenöle (Römische Kamille und Geranie), die die Muskeln entspannen und für einen ausgewogenen Hormonhaushalt sorgen, mit einem beflügelnden Kick durch das Rosmarinöl. Zwei ähnliche ätherische Öle in Kombination mit einem gegensätzlichen erzeugen ganz andere Effekte als jedes dieser Öle für sich allein! *Kombinationsprinzip:* Wenn man zwei Öle mit ähnlichen Eigenschaften mit einem kontrastierenden Öl kombiniert, entsteht eine raffinierte, vielschichtige Duftnote.
- **Grapefruit, Muskatellersalbei und Rosmarin:** Alle drei Öle haben eine erhebende und antimikrobielle Wirkung; doch der Kontrast zwischen dem Zitrusöl und den Kräuterölen verleiht dieser Mi-

schung ihren besonderen Charme. Probieren Sie eine Kombination aus 5 Tropfen Grapefruit mit je 2 Tropfen Muskatellersalbei und Rosmarin aus. *Kombinationsprinzip:* Kreieren Sie eine differenzierte Mischung, indem Sie Öle mit ähnlichen Eigenschaften wählen, die aus unterschiedlichen Teilen einer Pflanze oder von verschiedenen Pflanzenarten stammen.

- **Rosmarin, Pfefferminze und Teebaum:** Das ist eine echte Powermischung für gesunde Atemwege! Rosmarin und Teebaum haben eine starke antimikrobielle Wirkung, während Pfefferminze die Nasennebenhöhlen frei macht, sodass die beiden erstgenannten Öle ihre Wirkung optimal entfalten können. Diese Mischung eignet sich hervorragend zur Behandlung von Sommergrippe und Nasennebenhöhlenentzündungen. *Kombinationsprinzip:* Kombinieren Sie zwei Öle mit starker heilender Wirkung mit einer kleinen Menge eines dritten Öls. (Versuchen Sie es einmal im Verhältnis 4:1: je 2 Tropfen Rosmarin und Teebaum plus 1 Tropfen Pfefferminze). Das dritte Öl „führt" die Mischung zu dem Teil des Körpers hin, der Hilfe benötigt.

Diffuser für ätherische Öle

NUTZEN UND ANWENDUNG: Trägt zur Raumbeduftung und Stresslinderung bei und erhält die Atemwege gesund

WARNHINWEIS: Nicht anwenden, wenn Sie Katzen, Hunde oder Vögel im Haus haben (es sei denn, das betreffende Öl ist für Ihr Haustier ungefährlich)

ERGIBT: Raumbeduftung für ca. 2–4 Stunden

- **1 für ätherische Öle geeigneter Diffuser**
- **Wasser je nach Gebrauchsanleitung**
- **5–15 Tropfen der ätherischen Öle Ihrer Wahl (bitte beachten: Mit Trägeröl verdünnte Öle eignen sich *nicht* für Diffuser)**

1. Den Diffuser mit der in der Gebrauchsanleitung angegebenen Menge Wasser befüllen.
2. 5–15 Tropfen ätherische Öle hineingeben. Die richtige Dosis hängt von der Größe des Wasserreservoirs in Ihrem Diffuser und dem beabsichtigten Verwendungszweck der Öle ab. Schauen Sie in der Gebrauchsanleitung nach, wie viele Tropfen Öl man hineingeben soll. Verwenden Sie lieber nicht zu viel Öl auf einmal, um Reizungen der Augen oder Atemwege vorzubeugen.
3. Den Deckel befestigen, den Diffuser einschalten und für die gewünschte Zeitdauer laufen lassen.
4. Den Diffuser nach jedem Gebrauch reinigen. Dazu schütten Sie das restliche Wasser aus dem Reservoir, spülen den Diffuser mit klarem Wasser ab, reiben ihn mit einem sauberen Tuch trocken und lassen ihn anschließend gründlich trocknen, um Fäulnis oder Schimmelbildung vorzubeugen.

Gut zu wissen
Wenn Sie Haustiere haben, sollten Sie in Räumen, in denen diese Tiere sich aufhalten, keine ätherischen Öle anwenden, ohne vorher Ihren Tierarzt um Rat gefragt zu haben. Schon die Dämpfe geringer Mengen des falschen Öls können für Katzen, Hunde und Vögel lebensgefährlich sein.

Hundertprozentig natürliche Reinigungsprodukte

Wenn Ihr Zuhause frisch riecht und alle Oberflächen blitzsauber sind, können Sie leichter abschalten und sich entspannen. In einer sauberen Umgebung fühlt man sich einfach wohler. Reinigungsmittel können Ihnen die Hausarbeit erleichtern; doch viele im Handel erhältliche Produkte stecken voller starker Chemikalien, die Haut und Atemwege reizen, Überempfindlichkeiten verursachen, den Hormonhaushalt durcheinanderbringen, das Wachstum antibiotikaresistenter Bakterien fördern und der Umwelt schaden können.

Es gibt aber auch eine gute Nachricht: Sie brauchen sich nicht zwischen einem sauberen Haus und einem natürlichen Lebensstil zu entscheiden. Die selbst gemachten Reinigungsmittel, die ich Ihnen auf den nächsten Seiten vorstellen möchte, lassen Ihr Zuhause in neuem Glanz erstrahlen und erfüllen es mit angenehm frischen Düften – und das ganz ohne aggressive Chemikalien. Die Zutaten sind sicher und unbedenklich, und die Zubereitung der Rezepte ist ein Kinderspiel. Damit wird das Putzen fast schon zum Vergnügen!

Sprühreiniger für die Duschkabine mit Muskatellersalbei- und Teebaumöl

NUTZEN UND ANWENDUNG: Beugt Fäulnis und Schimmelbildung im Badezimmer vor

WARNHINWEIS: Nicht anwenden, wenn Sie auf eine der Zutaten (vor allem auf den Geruch von Essig) überempfindlich reagieren

ERGIBT: 360 ml

- **240 ml Wasser**
- **120 ml weißer Essig**
- **4 Tropfen Teebaumöl**
- **4 Tropfen Muskatellersalbeiöl**

1. Alle Zutaten in eine Plastiksprühflasche mit einem Fassungsvermögen von ca. 750 ml geben.
2. Die Flasche vor jedem Gebrauch 15 Sekunden lang gründlich schütteln.
3. Sprühen Sie alle Bereiche, in denen sich leicht Fäulnis oder Schimmel bildet, gründlich ein. Das Spray 3–5 Minuten einwirken lassen und die behandelten Stellen dann trocken wischen.

Gut zu wissen

Essig ist ein sanftes Reinigungsmittel, das Fliesen, Glas und Fugen nicht angreift. Teebaumöl hat eine starke pilzabtötende Wirkung und eignet sich daher sehr gut zur Bekämpfung von Fäulnis und Schimmelbildung. Falls es in Ihrer Duschkabine Stellen gibt, die von Schimmel oder Fäulnis befallen sind, versuchen Sie es einmal damit, das Teebaumöl vor dem Schrubben oder Scheuern direkt auf diese Stellen aufzubringen. Wiederholen Sie das mehrmals pro Woche, bis die unschönen Stellen verschwunden sind. Aber achten Sie darauf, dass Ihre Hände dabei nicht mit dem unverdünnten Öl in Berührung kommen!

Kokosöl-Holzpolitur

NUTZEN UND ANWENDUNG: Bringt Holzmöbel, die durch Trockenheit unschön oder rissig geworden sind, wieder auf Vordermann; eignet sich zum Polieren von unversiegelten oder unlackierten Massivholzmöbeln

WARNHINWEIS: Nicht auf Pressholz aufbringen. Testen Sie erst einmal eine kleine Menge der Politur an einer unauffälligen Stelle des Möbelstücks, das Sie behandeln möchten, bevor Sie sie großflächig auftragen.

ERGIBT: 30 ml

- **30 ml Kokosöl**
- **1 Mikrofasertuch**

1. Das Kokosöl in eine mikrowellensichere Schüssel geben. Wärmen Sie es immer wieder für 15 Sekunden in der Mikrowelle auf und rühren Sie danach jedes Mal um, bis es sich ganz verflüssigt hat.
2. Ein Mikrofasertuch in das flüssige Öl tunken.
3. Das Öl sparsam in die Möbelstücke einreiben.

Gut zu wissen
Auf alte, ramponierte Holzmöbel oder Möbelstücke, die besonders viel Pflege brauchen, können Sie ein bisschen mehr Öl auftragen und dieses so lange einreiben, bis das Holz alles aufgesaugt hat. Falls das Möbelstück sehr groß, sehr alt oder in einem sehr schlechten Zustand sein sollte, saugt es vielleicht sogar viel mehr als 30 ml Öl auf; also müssen Sie möglicherweise noch eine zweite Portion Politur verwenden. Reste können Sie bei Zimmertemperatur in einem beschrifteten Behälter mit Deckel aufbewahren (allerdings außer Reichweite Ihrer Haustiere und getrennt von dem Kokosöl, das Sie zum Kochen und/oder für die Hautpflege verwenden).

Bodenputztücher mit Kräuter- und Blütenduft

NUTZEN UND ANWENDUNG: Für die Reinigung von Fliesen- und Linoleumböden; man kann die Tücher auch gelegentlich zum Putzen versiegelter Parkettböden verwenden

WARNHINWEIS: Nicht für unversiegelte Parkettböden geeignet

ERGIBT: 480 ml (reicht für ca. 5 Tücher)

- **240 ml Wasser**
- **240 ml weißer Essig**
- **5 Tropfen Muskatöl**
- **5 Tropfen Geranienöl**
- **5 Tropfen Lavendelöl**
- **5 Zellstoff-Reinigungstücher (18 x 18 oder 19 x 25 cm groß)**
- **Bodenwischer**

1. Wasser, weißen Essig und Öle in eine kleine Rührschüssel geben und alles miteinander verrühren.
2. Die Zellstofftücher für 2–3 Minuten in der Essigmischung einweichen, bis sie den größten Teil der Flüssigkeit aufgesaugt haben. Danach können Sie die Tücher sofort verwenden oder bis zu 6 Monate lang in einem Plastikgefäß oder Reißverschlussbeutel aufbewahren. Geben Sie auch die übrige Flüssigkeit mit in den Behälter, damit die Tücher feucht bleiben.
3. Zum Putzen ein einzelnes Tuch aus dem Behälter oder Reißverschlussbeutel entnehmen und leicht auswringen. Das Tuch an einem Bodenwischer befestigen und die Böden damit putzen. Sobald eine Seite beschmutzt ist, das Tuch wenden, wieder am Wischer befestigen und mit der anderen Seite weiterputzen.
4. Nach dem Gebrauch können die Tücher gereinigt, aufbewahrt und erneut verwendet werden. Die meisten Zellstofftücher sind geschirrspül- oder waschmaschinengeeignet. Bitte halten Sie sich bei der Reinigung und Wiederverwendung der Tücher an die Gebrauchsanleitung auf der Verpackung.

Gut zu wissen

Der Essig ist das wichtigste Reinigungsmittel in diesem Rezept. Da die ätherischen Öle hauptsächlich als Duftspender gedacht sind, können Sie gerne auch mit anderen Kombinationen aus Ölen experimentieren, die Sie gerne mögen. Denken Sie daran, dass Parkettböden durch Einwirkung von Essig mit der Zeit stumpf werden können; daher sollten Sie solche Böden nicht öfter als ein- bis zweimal pro Monat mit dieser Mischung behandeln. Linoleum- oder Fliesenböden können Sie beliebig oft damit putzen.

Grapefruit-Rosmarin-Scheuermittel für Spülbecken und Badewanne

NUTZEN UND ANWENDUNG: Zum ein- bis zweimal wöchentlichen Putzen

WARNHINWEIS: Nicht für Aluminium geeignet

ERGIBT: 240 ml

- **1 Tasse Natron**
- **3 Tropfen Rosmarinöl**
- **3 Tropfen Grapefruitöl**

1. Alle Zutaten in einen kleinen Kunststoffbehälter geben. (Sie können dafür ein Tuppergefäß verwenden oder einen Plastikbehälter recyceln. Ich verwende leere Misopastenbehälter – die haben genau die richtige Größe!)
2. Die Zutaten mit einer Gabel verrühren, damit die ätherischen Öle sich mit dem Natron vermischen. Wenn Sie das Scheuermittel nicht sofort verwenden möchten, verschließen Sie den Behälter mit einem Deckel und bewahren Sie ihn außer Reichweite von Haustieren und kleinen Kindern auf. Das Reinigungsmittel verdirbt zwar nicht; doch der Duft verfliegt nach 3 Monaten.
3. Zum Putzen 1–2 Esslöffel von der Scheuermilch in das Spülbecken oder 120 ml in die Badewanne spritzen und gründlich mit einem nassen Schwamm schrubben. Verwenden Sie bei Bedarf noch mehr von dem Scheuermittel.
4. Die Oberflächen anschließend gründlich mit Wasser abspülen, damit sie blitzblank werden.

Gut zu wissen

Mit dieser Scheuermilch kann man einem unansehnlichen Spülbecken wieder neuen Glanz verleihen! Obwohl dieser Reiniger antimikrobielle Eigenschaften besitzt und herrlich duftet, handelt es sich dabei nicht um ein Desinfektionsmittel, das sämtliche Keime abtötet. Wenn Sie ein Spülbecken desinfizieren müssen, das mit rohem Fleisch, Körperflüssigkeiten oder Krankheitskeimen von einem Menschen mit einer ansteckenden Krankheit in Berührung gekommen ist, ist ein bleichmittelhaltiger Reiniger die sicherste Wahl. Natron kann Oberflächen angreifen; also testen Sie dieses Scheuermittel im Zweifelsfall lieber zuerst mal an einer kleinen Stelle.

Teebaumöl-Toilettenreiniger

NUTZEN UND ANWENDUNG: Für die ein- bis zweimal wöchentliche Reinigung und leichte Desinfektion der Toilettenschüssel

WARNHINWEIS: Eignet sich nicht für die Reinigung von Toiletten, die von einem Menschen mit einer ansteckenden Krankheit benutzt wurden; stattdessen Bleichmittel verwenden

ERGIBT: ausreichende Menge für eine Toilettenschüssel

- **5 Tropfen Teebaumöl**
- **¼ Tasse Natron**
- **30 ml weißer Essig**

1. 5 Tropfen Teebaumöl in die Toilettenschüssel geben.
2. Das Natron gleichmäßig über die Innenseite der Toilettenschüssel streuen (möglichst nicht an nassen Stellen).
3. Die Schüssel mit der Toilettenbürste schrubben, um sichtbare Flecken oder Verfärbungen zu beseitigen.
4. Den Essig in die Toilettenschüssel gießen und beobachten, wie die Mischung aus Essig und Natron zu sprudeln beginnt.
5. Nochmals mit der Toilettenbürste schrubben, bis die Toilettenschüssel blitzsauber ist. Spülen.

Gut zu wissen
Um die antimikrobielle Wirkung zwischen den Reinigungsaktionen zu erhöhen, geben Sie 1–2 Tropfen Teebaumöl in die Toilettenschüssel und belassen Sie das Öl bis zum nächsten Spülen nach dem Gebrauch der Toilette dort.

Selbst gemachte Trocknertücher mit natürlichem Duft

NUTZEN UND ANWENDUNG: Verleihen Ihrer Wäsche einen frischen Duft Ihrer Wahl ohne synthetische Chemikalien

WARNHINWEIS: Bei Überempfindlichkeit gegen eine der Zutaten nicht anwenden

ERGIBT: 1 wiederverwendbares Trocknertuch

- **1 ca. 13 x 13 cm großes Stück Baumwollstoff (aus einem T-Shirt, Unterhemd oder sonstigen Kleidungsstück aus 100-prozentiger Baumwolle herausgeschnitten, das Sie gern einem neuen Verwendungszweck zuführen möchten)**
- **2 Tropfen ätherisches Öl Ihrer Wahl**

Das Öl auf das Baumwolltuch aufbringen und das Tuch dann in den Wäschetrockner geben.

Gut zu wissen
Diese Trocknertücher duften zwar wunderbar, verhindern aber keine elektrostatische Aufladung. Um diesen Zweck mit naturreinen Trocknertüchern zu erreichen, geben Sie zusätzlich Trocknerkugeln oder Tennisbälle in den Trockner, um die Reibung zwischen den Wäschestücken zu verringern. Es kann auch helfen, Wäsche aus Kunstfasern separat in den Trockner zu stecken. Außerdem sollten Sie auf gar keinen Fall mehr als 2 Tropfen ätherisches Öl pro Trocknertuch verwenden; zu viel Öl könnte Ihre Wäsche verfärben oder sogar einen Brand verursachen.

Kapitel 4

HAARE, HAUT UND NÄGEL

Zusammen bilden Haare, Haut und Nägel Ihr Integumentsystem, das die Aufgabe erfüllt, Ihren Körper vor den Elementen zu schützen, Ihre Körpertemperatur zu regulieren und einen ständigen Strom von Sinnesinformationen an Ihr Nervensystem zu übermitteln. Dank den Rezepten in diesem Kapitel werden Sie bald gesunde, schöne Haare, Haut und Nägel haben.

In der Kraft und Schönheit von Haaren, Haut und Nägeln spiegelt sich Ihr allgemeines Wohlbefinden wider. Gesundheit kommt nicht nur von den Pflegeprodukten, die Sie äußerlich anwenden, sondern auch von innen. Während Sie sich an der verschönernden Wirkung von Rezepten wie dem Luxuriösen Toner für alle Hauttypen und dem Kokosnuss-Zitrus-Nagelhautöl erfreuen, sollten Sie daran denken, auch ein paarmal pro Woche den Brennnesseltee für kräftige Haare, Nägel und Zähne zu trinken, um diese Teile Ihres Körpers stark und strahlend schön zu erhalten.

Stress, Hormonschwankungen, Blutzuckerprobleme, Dehydrierung und Bewegungsmangel können Hautkrankheiten den Boden bereiten oder Haare und Nägel schwächen. Daher werden Sie die besten Erfolge erzielen, wenn Sie die Rezepte in diesem Kapitel mit Naturheilmitteln aus späteren Kapiteln kombinieren, um die Ursachen Ihrer Probleme zu beheben. In Kapitel 7 dieses Buches finden Sie Mittel zur Stressbewältigung, in Kapitel 9 Rezepte zur Unterstützung der Entgiftung über Leber und Dickdarm und in Kapitel 10 Empfehlungen für einen ausgewogenen Hormonhaushalt.

Auf Ihren Hauttyp zugeschnittener Gesichtsreiniger mit Jojobaöl

NUTZEN UND ANWENDUNG: Reinigt das Gesicht und trägt zur Nährung der Haut bei

WARNHINWEIS: Geben Sie nicht zu rasch auf, sondern verwenden Sie dieses Öl so lange, bis Ihre Haut sich daran gewöhnt hat!

ERGIBT: ca. 30 ml (etwa 40 Anwendungen)

FÜR ZU AKNE NEIGENDE HAUT:

- **2 Tropfen Teebaumöl**
- **5 Tropfen Öl der Echten Kamille**
- **3 Tropfen Rosmarinöl**

FÜR EMPFINDLICHE HAUT:

- **6 Tropfen Öl der Echten Kamille**

FÜR TROCKENE, GLANZLOSE HAUT:

- **2 Tropfen Rosmarinöl**
- **2 Tropfen Geranienöl**
- **2 Tropfen Lavendelöl**
- **2 Tropfen Öl der Echten Kamille**

FÜR ALLE DREI VARIANTEN:

- **2 Esslöffel Jojobaöl (in Portionen zu je 1 Esslöffel)**

1 *Zur Herstellung des Gesichtsreinigers:* Geben Sie die Ölmischung Ihrer Wahl auf den Boden eines sauberen Glasfläschchens. (Eine 30-ml-Tropfflasche eignet sich am besten dafür, denn 2 Esslöffel Jojobaöl entsprechen genau dieser Menge.) Dann fügen Sie 1 Esslöffel Jojobaöl hinzu, schrauben den Deckel auf die Flasche und schütteln sie, damit die Zutaten sich miteinander vermischen. Zum Schluss geben Sie den zweiten Esslöffel Jojobaöl dazu und schütteln die Flasche nochmals.

Auf Ihren Hauttyp zugeschnittener Gesichtsreiniger mit Jojobaöl (Fortsetzung)

2 *Zur Anwendung des Gesichtsreinigers:* Eine Menge Reiniger, die dem halben Inhalt des Tropfers entspricht, auf Ihre sauberen Hände geben und mit kleinen, kreisförmigen Bewegungen von unten nach oben ins trockene Gesicht einmassieren. (Es ist wichtig, den Reiniger auf trockene Haut aufzutragen! Denn wenn Sie Ihr Gesicht vorher anfeuchten, kann er sich nicht so leicht an Ihr Make-up und den mit Talg vermischten Schmutz „anheften", was seine Wirkung beeinträchtigt.) Nachdem Sie den Reiniger 1–5 Minuten lang in Ihr Gesicht einmassiert haben, wischen Sie ihn (mitsamt Schmutzteilchen und Make-up!) mit einem warmen, feuchten Waschlappen wieder ab.

Gut zu wissen

Seifen und Reinigungsschäume entziehen Ihrer Haut natürliche Fette, was zu Pickeln, Hauttrockenheit, empfindlicher oder gar fettiger Haut führen kann. Dieser Hautreiniger auf Ölbasis beseitigt angesammelten Schmutz, ohne das natürliche Gleichgewicht Ihrer Haut zu beeinträchtigen oder Ihre Poren zu verstopfen. Auch wenn es unlogisch klingt: Fettige Haut wird weniger fettig, wenn sie nicht mehr gezwungen ist, die austrocknende Wirkung von Seifen und Reinigungsschäumen auszugleichen. Wenn Sie anfangen, diese Reinigungsmethode anzuwenden, kann es ein paar Wochen dauern, bis Ihre Haut wieder ins richtige Gleichgewicht kommt; doch die Wartezeit lohnt sich, denn die Ergebnisse sind hervorragend!

Aktivkohle gegen Akne

NUTZEN UND ANWENDUNG: Hilft gegen schmerzhafte zystische Akne bei ansonsten normaler bis fettiger Haut

WARNHINWEIS: Nicht bei sehr trockener Haut anwenden!

ERGIBT: 1 Behandlung

- **1 Aktivkohlekapsel (Inhalt: 500 mg)**
- **30 ml frisches Aloe-vera-Gel (siehe Aloe-vera-Rezept in Kapitel 3)**
- **2 Tropfen Teebaumöl**

1. Öffnen Sie die Aktivkohlekapsel, indem Sie die beiden Kapselhälften über einer kleinen Schüssel auseinanderziehen oder -drehen, und leeren Sie den Inhalt in die Schüssel.
2. Das Aloe-vera-Gel dazugeben und mithilfe einer Gabel mit der Aktivkohle vermengen, bis beide Zutaten sich einigermaßen gut miteinander vermischt haben (ca. 60 Sekunden).
3. Das Teebaumöl hinzufügen und wieder alle Zutaten miteinander vermengen, bis eine glatte Mischung entstanden zu sein scheint (ca. 15 Sekunden).
4. Die Mischung mit den Fingern auf Ihre gereinigte, trockene Haut auftragen. Behandeln Sie sämtliche Pickel und ein 2,5 cm breites Hautareal außenherum damit. Nicht in die Augen oder auf die empfindliche Augenumgebung aufbringen.
5. Mindestens 20 Minuten einwirken lassen und dann mit einem mit warmem Wasser befeuchteten, sauberen Handtuch oder Waschlappen abwischen.

Gut zu wissen
Zystische Akne wird oft durch Schwankungen im Hormonhaushalt ausgelöst. Mit dieser Behandlung können Sie Größe, Rötung und Schweregrad von Hautläsionen reduzieren, sobald sie entstehen. Versuchen Sie es einmal mit der Löwenzahnwurzel-Entgiftungskur für die Leber (siehe Kapitel 9), um der Entstehung zystischer Akne vorzubeugen.

Lavendel-Honig-Maske

NUTZEN UND ANWENDUNG: Zur Vorbeugung und Behandlung kleiner Pickel bei trockener, gereizter Haut

WARNHINWEIS: Bei Allergie gegen Lavendel oder Honig nicht anwenden

ERGIBT: 1 Behandlung

- **1 Esslöffel Rohhonig**
- **3 Tropfen Lavendelöl**

1. Den Honig in eine kleine, saubere Schüssel geben.
2. Lavendelöl hinzufügen und mit dem Honig verrühren.
3. Die Maske mit sauberen Fingerspitzen auf das ganze Gesicht unter Aussparung der Augenpartie auftragen (aber nicht auf den Haaransatz, um keinen Honig ins Haar zu bekommen – es sei denn, Sie duschen gleich nach der Behandlung).
4. Mindestens 20 Minuten (bis zu 2 Stunden) einwirken lassen. Diese Gesichtsmaske eignet sich nicht besonders gut für die Anwendung über Nacht oder während eines heißen Bades, denn Honig ist eine klebrige Angelegenheit! Entfernen Sie die Maske mit einem sauberen Waschlappen und warmem Wasser.

Gut zu wissen
Lavendel und Honig sind milde Inhaltsstoffe mit antibakteriellen Eigenschaften, die die Heilung der Haut unterstützen. Daher ist diese beruhigende Maske das beste Mittel gegen Akne bei empfindlicher oder trockener Haut. Sie können sie aber auch als feuchtigkeitsspendende Behandlung verwenden, wenn Sie keine Akne haben. Wenn Sie sie nicht als Gesichtsmaske anwenden möchten, tupfen Sie einfach ein bisschen Honig und einen Tropfen Lavendelöl auf einen Aknepickel.

Luxuriöser Toner für alle Hauttypen

NUTZEN UND ANWENDUNG: Verwöhnt Ihre Haut rundum!

WARNHINWEIS: Nicht anwenden, wenn Ihre Haut sich danach „gespannt“ anfühlt

ERGIBT: ca. 1 Liter

FÜR ALLE REZEPTVARIANTEN:

- **¼ Tasse getrocknete Lavendelblüten**
- **¼ Tasse getrocknete Kamillenblüten**
- **¼ Tasse getrocknete Rosenblütenblätter**
- **¼ gehäufte Tasse getrocknete Ringelblumenblüten**
- **¼ Tasse frisches Wegerichblatt (siehe S. 40), gehackt**
- **1 Esslöffel Zitronenschale aus biologischem Anbau**
- **1 Esslöffel getrocknete Rosmarinblätter (oder 2 frische Rosmarinzweige)**
- **1 Esslöffel getrockneter Salbei (oder 2 frische Salbeizweige)**
- **720 ml Apfelessig**
- **480 ml Rosenwasser**

FÜR ZU AKNE NEIGENDE HAUT:

- **5 Tropfen Rosmarinöl**
- **5 Tropfen Lavendelöl**
- **2 Tropfen Teebaumöl**
- **7 Tropfen Öl der Echten Kamille**

FÜR EMPFINDLICHE ODER ZU RÖTUNG NEIGENDE HAUT:

- **10 Tropfen Öl der Echten Kamille**

FÜR ROSAZEA UND/ODER GEPLATZTE ÄDERCHEN:

- **8 Tropfen Geranienöl**
- **8 Tropfen Öl der Echten Kamille**

Luxuriöser Toner für alle Hauttypen (Fortsetzung)

1 Lavendel-, Kamillen- und Ringelblumenblüten, Rosenblütenblätter, Wegerichblatt, Zitronenschale, Rosmarin und Salbei in ein 1-Liter-Einmachglas geben und so viel Apfelessig hinzufügen, dass die Kräutermischung damit bedeckt ist. Mit einem Plastikdeckel verschließen und schütteln, bis die Kräuter sich mit dem Essig vollgesaugt haben.

2 Lassen Sie die Kräuter mindestens 2 Wochen (maximal 4 Wochen lang) in dem Essig ziehen, bis dieser ihren Duft angenommen hat. Bei wärmerem Wetter reichen eventuell schon 2 Wochen aus. Falls es in Ihrem Haus kühl ist, lassen Sie die Mischung ein bisschen länger ziehen. Das Glas mehrmals pro Woche schütteln. Sobald die Kräuter so viel von dem Essig aufgesaugt haben, dass sie nicht mehr von Flüssigkeit bedeckt sind, fügen Sie mehr Essig hinzu.

3 Wenn die Kräuter lange genug in dem Essig gezogen haben, gießen Sie die Flüssigkeit durch ein mit einem Seihtuch oder ungebleichten Papiertuch ausgekleidetes, feinmaschiges Sieb ab. Drücken Sie die Kräuter aus, um möglichst viel Essig herauszupressen.

4 Nach dem Abseihen sollten Sie ungefähr 480 ml Essiginfusion haben. Verdünnen Sie diese mit der gleichen Menge Rosenwasser. Dann die ätherischen Öle hinzufügen, das Einmachglas wieder mit dem Deckel verschließen und kräftig schütteln, damit sich die Zutaten miteinander vermischen.

5 Zur Anwendung den Toner einfach auf die saubere Haut tupfen und mit sauberen Händen leicht einklopfen, bis die Haut ihn aufgesaugt hat. Wenn Ihre Hände nicht mit dem Toner in Berührung kommen sollen, können Sie diesen auch in einer Sprühflasche aufbewahren und auf Ihre Haut aufsprühen.

Gut zu wissen

Gesunde Haut ist durch einen Säuremantel geschützt, sodass leicht saure Produkte wie dieser Toner sehr gut zur natürlichen Barriere Ihrer Haut passen. Lavendel und Kamille tragen zur Abheilung von Hautunreinheiten bei; Rose lindert Entzündungen und enthält schützende Antioxidanzien; und Ringelblume und Wegerich fördern die Hautreparatur. Der Apfelessig dient nicht nur als Trägerflüssigkeit für die Kräuter, sondern verleiht dieser Rezeptur auch genau den richtigen pH-Wert. Verwenden Sie für diesen Toner keine ätherischen Öle, die bereits mit einem Trägeröl verdünnt sind; da Öl und Wasser sich nicht vermischen, kann ein vorverdünntes ätherisches Öl sich nicht in der Essiginfusion auflösen.

Antioxidativer Teebaumöl-Toner für fettige Haut

NUTZEN UND ANWENDUNG: Reguliert die Fettproduktion, ohne Ihre Haut zu sehr auszutrocknen

WARNHINWEIS: Nicht anwenden, wenn Ihre Haut sich danach „gespannt“ anfühlt

ERGIBT: ca. 360 ml

- **gehäufte ¼ Tasse getrocknete Ringelblumenblüten**
- **⅛ Tasse getrocknete Grünteeblätter**
- **⅛ Tasse Hagebutten**
- **240 ml alkoholfreies Hamamelisdestillat**
- **60 ml Apfelessig**
- **240 ml Rosenwasser**
- **5 Tropfen Teebaumöl**

1. Ringelblumenblüten, Grünteeblätter und Hagebutten in ein Einmachglas geben und mit Hamamelisdestillat und Apfelessig bedecken. Den Deckel auf das Glas schrauben und kräftig schütteln. Lassen Sie diese Mischung mindestens 2 Wochen (bis zu 4 Wochen) lang ziehen und schütteln Sie das Glas zwischendurch mehrmals pro Woche. An der leichten Farbveränderung der Flüssigkeit erkennen Sie, dass die Mischung fertig gezogen hat.
2. Die Kräuter abseihen und Rosenwasser und Teebaumöl hinzufügen. Den Deckel auf das Glas schrauben und kräftig schütteln, damit die Zutaten sich miteinander vermischen.
3. Den Toner vor Gebrauch kräftig schütteln und mit einem Wattebausch oder sauberen Händen auf die gereinigte Haut tupfen. Nicht in die Augen bringen oder auf die empfindliche Augenumgebung auftragen. Sie können den Toner auch in einer feinvernebelnden Sprühflasche aufbewahren und (mit geschlossenen Augen!) auf die Haut sprühen.

Hafer-Mandel-Körperpeeling

NUTZEN UND ANWENDUNG: Weich machendes Peeling für normale bis trockene Haut

WARNHINWEIS: Nicht im Gesicht oder auf verletzter Haut anwenden

ERGIBT: ca. 120 ml

- **¼ Tasse ungesalzene rohe Mandeln**
- **¼ Tasse Haferflocken**
- **1 Esslöffel getrocknete Rosenblütenblätter**
- **1 Esslöffel getrocknete Lavendelblüten**
- **180 ml extra natives Olivenöl**

1. Mandeln und Haferflocken in der Küchenmaschine immer wieder 5 Sekunden lang pulsieren, bis die Mischung wie feiner Sand aussieht (ca. 1 ½ Minuten).
2. Rosenblütenblätter und Lavendelblüten hinzufügen und dreimal je 1–2 Sekunden lang pulsieren, bis die Blütenblätter grob zerkleinert sind und sich gründlich mit den anderen Zutaten vermischt haben. Diese Trockenmischung hält sich in einem kühlen, trockenen Schrank 3–4 Wochen. Sie können auch gleich eine doppelte oder vierfache Portion herstellen und diese für die spätere Verwendung in einem Reißverschlussbeutel, einer Tupperschale oder einem Einmachglas aufbewahren.
3. Zur Anwendung tränken Sie die Peelingmischung mit Olivenöl und verrühren alles miteinander, bis eine glatte Mischung entsteht. Mit sauberen Fingern mit kreisenden Bewegungen von unten nach oben (und von der Peripherie Ihres Körpers zum Herzen hin) großzügig und kräftig in die feuchte Haut einmassieren. Um eine optimale Wirkung zu erzielen, sollten Sie dieses Peeling mindestens zweimal pro Woche (aber nicht öfter als einmal pro Tag) anwenden.
4. Spülen Sie das Peeling mit warmem Wasser ab und genießen Sie die Weichheit und Geschmeidigkeit Ihrer Haut! Verwenden Sie ein Abflusssieb, damit das Haferflocken-Mandel-Peeling Ihre Rohre nicht verstopft.
5. Nach Hinzufügen des Olivenöls bewahren Sie das restliche Peeling in einem zugedeckten Behälter (höchstens 1 Woche) lang im Kühlschrank auf.

Körperbutter mit weißer Schokolade und Pfefferminze

NUTZEN UND ANWENDUNG: Befeuchtet und schützt Ihre Haut während der Wintermonate

WARNHINWEIS: Nicht im Gesicht und/oder Genitalbereich anwenden

ERGIBT: 2 Tassen

- **½ Tasse Kakaobutter**
- **60 ml plus 1 Esslöffel unraffiniertes Kokosöl**
- **60 ml plus 1 Esslöffel Jojobaöl**
- **1 Esslöffel Pfeilwurzelpulver**
- **20 Tropfen Pfefferminzöl**

1 Bereiten Sie ein Wasserbad, indem Sie einen kleinen Topf 5–7,5 cm hoch mit heißem Wasser füllen und eine hitzebeständige Glasschüssel darauf stellen. (Das Glas darf den Wasserspiegel nicht berühren.) Das Wasser bei mittlerer Hitze zum Köcheln bringen und Kakaobutter in die Glasschüssel geben. Mit dieser Methode die Kakaobutter bei schwacher Hitze ganz langsam schmelzen und bei Bedarf immer wieder umrühren, damit eine glatte Masse entsteht. Sobald die Kakaobutter geschmolzen ist, stellen Sie die Herdplatte ab und lassen die Glasschüssel auf dem Topf stehen.

2 Kokos- und Jojobaöl in die Schüssel geben und kräftig umrühren, damit das Kokosöl vollständig schmilzt und die Öle sich gut mit der Butter vermischen. Die Glasschüssel vom Topf nehmen (Topflappen verwenden!) und Pfeilwurzelpulver und Pfefferminzöl unterrühren, bis die Mischung glatt ist.

3 Die Schüssel mit der Mischung für 1–2 Stunden in den Kühlschrank oder für 15–20 Minuten ins Gefrierfach stellen und wieder herausnehmen, sobald sie eine leicht cremige Konsistenz angenommen hat, aber immer noch so formbar ist, dass man sie mit einem Löffel aufnehmen kann.

4 Schlagen Sie die Mischung mit einem Hand- oder Standmixer bei niedriger Geschwindigkeit 30 Sekunden lang auf und steigern Sie die Geschwindigkeit langsam bis auf hohe Stufe. So lange bei hoher Stufe weiterschlagen, bis die Mischung ihr Volumen verdoppelt und wie geschlagene Glasur aussieht (ca. 6–8 Minuten).

5 Zur Anwendung einfach in die Haut einmassieren. In einem Gefäß mit Deckel und weiter Öffnung (zum Beispiel einem Blech- oder Plastikeimer) bei kühler Raumtemperatur bis zu 2 Monate aufbewahren. Falls die Butter zwischendurch schmelzen sollte, wiederholen Sie Schritt 3 und 4.

Beruhigender Haferflocken-Ringelblumen-Badezusatz

NUTZEN UND ANWENDUNG: Beruhigt juckende, trockene und/oder entzündete Haut

WARNHINWEIS: Nicht bei zu heißem Badewasser anwenden, weil das die Haut noch stärker reizen kann

ERGIBT: 1 Bad

- **½ Tasse Haferflocken**
- **¼ Tasse getrocknete Ringelblumenblüten**
- **3 Tropfen Öl der Echten Kamille**
- **2 Tropfen Lavendelöl**
- **1 Nylonstrumpf, Kniestrumpf oder langer Socken aus dünnem Baumwollstoff**

1. Alle Zutaten außer dem Strumpf in einer sauberen Schüssel miteinander verrühren.
2. Den Strumpf mit dieser Mischung füllen und oben zusammenknoten, damit er geschlossen bleibt.
3. Den gefüllten Strumpf in die Wanne legen und ein warmes Bad einlassen.
4. Baden Sie 20–30 Minuten lang in dem Wasser. Sie können den Strumpf dabei wie einen Badeschwamm verwenden und ihn sanft unter Wasser und auf Ihrer Haut ausdrücken, damit die beruhigenden Eigenschaften des Badezusatzes sich auf das Wasser und auf Ihre Haut übertragen.
5. Den Strumpf nach Gebrauch wegwerfen und die Badewanne gründlich ausspülen, um etwaige Rückstände zu entfernen.

Gut zu wissen
Dieser Badezusatz lindert Ekzeme und Psoriasis oder Juckreiz bei Windpocken auf milde Weise. Sie können ihn auch als sanften, feuchtigkeitsspendenden Badezusatz für alle Hauttypen verwenden.

Kokosöl-Körperbalsam

NUTZEN UND ANWENDUNG: Befeuchtet und schützt die Haut

WARNHINWEIS: Nicht im Gesicht und/oder Genitalbereich anwenden

ERGIBT: ca. 120 g

- **360 ml natives Kokosöl**
- **2 ½ Esslöffel grob gemahlene Kaffeebohnen**
- **60 ml Jojobaöl**
- **2 Esslöffel Bienenwachsraspel oder -pastillen**
- **5 Tropfen Muskatöl**

1 Kokosöl und gemahlenen Kaffee in einen kleinen Topf geben und auf kleiner Flamme erhitzen. Sobald das Öl sich vollständig verflüssigt hat (nach ca. 2–3 Minuten), die Herdplatte ausschalten. Den Topf mindestens 2 Stunden lang auf der Platte stehen lassen, damit der Kaffee in das Öl einziehen kann. Wenn es in Ihrer Küche kalt ist, schauen Sie regelmäßig nach, ob das Öl flüssig bleibt. Falls es sich zu verfestigen beginnt, schalten Sie die Herdplatte wieder für ein paar Minuten ein.

2 Nach der Ziehzeit das Öl durch ein mit einem Seihtuch ausgekleidetes, feinmaschiges Sieb abgießen, um alle Kaffeepartikel zu entfernen.

3 Den Kaffeesatz in dem Topf gründlich mit Papiertüchern auswischen. Das abgegossene Kokosöl in den Topf zurückgeben und Jojobaöl und Bienenwachs hinzufügen. Die Hitze auf niedrig stellen und ständig umrühren, bis das Wachs vollständig geschmolzen ist. Dann schalten Sie die Herdplatte aus.

4 *Für einen besonders festen Körperbalsam:* Muskatöl hinzufügen und einmal umrühren, um es mit den anderen Zutaten zu vermischen, bevor Sie den Körperbalsam in Behälter gießen. Kleine Metalldosen, wie sie für Cremes verwendet werden, eignen sich am besten für diesen Balsam. (Dieses Rezept ergibt eine Menge von ca. 120 g, was in etwa 4 Cremedosen entspricht.) Wenn Sie keine Dosen kaufen möchten, können Sie stattdessen auch einen kleinen Plastik-Essensbehälter mit Deckel verwenden – aber warten Sie ab, bis der Balsam so weit abgekühlt ist, dass man ihn anfassen kann, bevor Sie ihn in das Plastikgefäß füllen!

Kokosöl-Körperbalsam (Fortsetzung)

5 *Für einen aufgeschlagenen Körperbalsam:* Die Wachsmischung in die Schüssel Ihres Standmixers gießen und so lange im Kühlschrank stehen lassen, bis sie sich kühl anfühlt und leicht cremig aussieht (ca. 1–2 Stunden). 30 Sekunden lang bei niedriger Geschwindigkeit aufschlagen, dann die Geschwindigkeit langsam auf hoch stellen und ca. 8 Minuten weiterschlagen, bis der Balsam eine weiche, wellige Konsistenz angenommen und sein Volumen fast verdoppelt hat. Das Muskatöl dazugeben und bei niedriger Geschwindigkeit noch eine Minute schlagen, damit es sich gut in der Mischung verteilt. Mit einem Spatel in Dosen oder kleine Einmachgläser mit weiter Öffnung füllen und bei kühler Raumtemperatur bis zu 2 Monate aufbewahren.

6 Für die Anwendung tragen Sie den Balsam einfach mit sauberen Fingern auf die gewünschten Körperteile (außer Gesicht und Genitalbereich) auf, um sie mit Feuchtigkeit zu versorgen.

Gut zu wissen

Die Haut ist eine semipermeable (halbdurchlässige) Membran, die atmet, Abfallprodukte ausscheidet und zur Entgiftung des Körpers beiträgt. Aufgrund ihres semipermeablen Charakters saugt die Haut viele Inhaltsstoffe von Pflegeprodukten auf wie ein Schwamm. Daher sollte man für die Herstellung von Hautpflegeprodukten stets Zutaten in Lebensmittelqualität verwenden (wie es auch in allen Rezepten in diesem Kapitel praktiziert wird), damit Ihre Haut keine Substanzen aufnimmt, die in Ihrem Körper nichts zu suchen haben.

Brennnesseltee für kräftige Haare, Nägel und Zähne

NUTZEN UND ANWENDUNG: Stärkt und verschönert Ihren Körper von innen heraus

WARNHINWEIS: Eignet sich nicht für Menschen, die gerinnungshemmende Medikamente einnehmen, bei denen man nicht zu viel Vitamin K zu sich nehmen sollte. Im Zweifelsfall fragen Sie Ihren Arzt um Rat.

ERGIBT: 2 Portionen

- **1 gehäufte Tasse getrocknete Brennnesselblätter**
- **knappe 960 ml Wasser**

1. Die Brennnesselblätter auf den Boden eines 1-Liter-Einmachglases geben.
2. Das Wasser zum Kochen bringen und über die Brennnesselblätter in dem Glas gießen.
3. So lange umrühren, bis die Blätter sich vollständig mit heißem Wasser vollgesaugt haben. Die Mischung anschließend mindestens 4 Stunden lang (oder über Nacht) auf der Küchenanrichte ziehen lassen.
4. Zum Trinken den Aufguss durch ein Seihtuch, einen Nussmilchbeutel oder ein feinmaschiges Sieb abgießen. Sie können ihn je nach Belieben aufwärmen oder gekühlt trinken. Den restlichen Aufguss im Kühlschrank aufbewahren und innerhalb von 24 Stunden trinken.

Gut zu wissen
Dieser nährstoffreiche Aufguss liefert Ihrem Körper Vitamine und Mineralstoffe wie beispielsweise Magnesium, Kalzium, Eisen, Kalium und Vitamin A, C und K in leicht resorbierbarer Form und sorgt so für gesunde Haare, Nägel, Zähne und Knochen. Zur Vorbeugung gönnen Sie sich diesen Drink mehrmals pro Woche. Wenn Sie bereits unter kraftlosem Haar, brüchigen Nägeln, Osteopenie, Blutarmut oder Müdigkeit und Abgeschlagenheit leiden, trinken Sie mindestens eine Portion pro Tag davon, bis Ihr Zustand sich verbessert. Falls der Aufguss für Sie vom Geschmack her gewöhnungsbedürftig ist, können Sie die Brennnesselblätter zur Hälfte durch Pfefferminzblätter ersetzen oder etwas Misopaste einrühren, um eine herzhafte „Brühe" daraus zu machen.

Kokosnuss-Zitrus-Nagelhautöl

NUTZEN UND ANWENDUNG: Weicht die Nagelhaut auf und liefert dem Nagelbett wichtige Nährstoffe

WARNHINWEIS: Bei Allergie gegen Zitrusfrüchte oder Kokosnüsse nicht anwenden

ERGIBT: 1 Behandlung

- **½ Esslöffel von der Schale einer Zitrusfrucht Ihrer Wahl (Zitrone, Limette, Orange – was Sie gerade griffbereit haben) aus biologischem Anbau**
- **1 Esslöffel Kokosöl**

1. Zitrusschale und Kokosöl in einer kleinen, mikrowellengeeigneten Schüssel miteinander vermischen.
2. Für 15 Sekunden in den Mikrowellenherd (hohe Stufe) schieben. Dann herausnehmen und umrühren, um zu prüfen, ob das Öl sich verflüssigt hat. (Es sollte nur leicht warm sein.) Falls das Öl nicht richtig durchgewärmt wurde, geben Sie es noch einmal für 10 Sekunden in die Mikrowelle und rühren danach wieder um. Sobald das Öl warm ist, können Sie es anwenden.
3. Das Öl mit kleinen, kreisenden Bewegungen sanft in Nägel und Nagelhaut einmassieren und die Nagelhäute dann mit den Fingern oder einem Nagelhautschieber vorsichtig nach hinten schieben. (Die Nagelhaut an den Zehen nicht vergessen!)
4. Nach 30 Minuten Öl- und Zitrusschalenrückstände mit einem sauberen Handtuch abwischen.

Gut zu wissen

Wenn Sie gleich nach dieser Behandlung mit einer Maniküre fortfahren möchten, sollten Sie Ihre Nagelbetten vorher mit Nagellackentferner abwischen, um sämtliche Ölrückstände gründlich zu entfernen; sonst haftet Ihr Nagellack womöglich nicht.

Haarkur mit warmem Öl

NUTZEN UND ANWENDUNG: Versorgt normales bis trockenes Haar nachhaltig mit Feuchtigkeit

WARNHINWEIS: Nicht direkt vor einem besonderen Anlass anwenden, da Ihre Haare sich 1–2 Tage nach dieser Behandlung vielleicht ziemlich schwer anfühlen werden

ERGIBT: 240 ml

- **240 ml Jojobaöl**

1 Das Öl in einem kleinen Topf bei schwacher Hitze ca. 5 Minuten leicht erwärmen (so lange, bis es sich angenehm warm, aber nicht heiß anfühlt). Den Topf nicht unbeaufsichtigt auf der Herdplatte stehen lassen und das Öl nicht überhitzen!

2 Massieren Sie mit den Fingerspitzen etwa 1 ½ Esslöffel warmes Öl in Ihre Haarwurzeln ein, um die Durchblutung anzuregen und Ihre Kopfhaut zu peelen.

3 Diese Kopfhautmassage sollte mindestens 3 Minuten oder noch besser 10 Minuten dauern, falls Sie ein bisschen mehr Zeit haben. Nach der Massage tragen Sie das restliche Öl großzügig auf die Haarspitzen und -längen auf. Bei kurzem Haar benötigen Sie dafür vielleicht nur 1–2 Esslöffel. Bei taillenlangem Haar ist womöglich der ganze Rest des Öls erforderlich, um alle Strähnen gründlich damit zu tränken. *Bitte beachten: Je länger und fülliger Ihr Haar ist, umso mehr Öl benötigen Sie für diese Behandlung.*

4 Stecken Sie Ihr Haar unter eine Plastiktüte oder Duschhaube. Langes Haar verbleibt in geflochtenem Zustand vielleicht besser unter der Tüte oder Haube. Unter dem Kunststoff hält sich die Wärme, sodass das Öl in Ihr Haar eindringen kann, damit Sie mit dieser Kur eine optimale Wirkung erzielen.

5 Mindestens 20 Minuten (gerne auch über Nacht) einwirken lassen.

Haarkur mit warmem Öl (Fortsetzung)

6 Vor dem Herauswaschen der Ölkur drücken Sie mit einem sauberen Handtuch möglichst viel Öl aus Ihren Haaren heraus. (Da das Öl das Handtuch verfärben kann, sollten Sie zu diesem Zweck ein altes Tuch verwenden.) Shampoo direkt (ohne Zugabe von Wasser) auf das behandelte Haar auftragen und 3 Minuten lang aufschäumen. Erst dann Wasser hinzufügen, das Haar nochmals gründlich einshampoonieren, ausspülen und dann noch einmal shampoonieren. Anschließend Conditioner auftragen und Ihr Haar wie gewohnt trocknen. Bei feinem Haar kann es 1–2 Tage dauern, bis das Öl vollständig daraus entfernt ist; das Haar fühlt sich dann schwerer an als sonst.

7 Bei normalem Haar wenden Sie diese Kur zwei- bis dreimal im Monat, bei trockenem Haar bis zu dreimal pro Woche an, bis der Zustand Ihrer Haare sich verbessert.

Gut zu wissen
Sie können diese Behandlung auf Ihre persönlichen Wünsche und Bedürfnisse abstimmen, indem Sie statt Jojobaöl Olivenöl verwenden und/oder ätherische Öle dazugeben, um in den Genuss ihrer besonderen Wirkungen oder Ihres Lieblingsdufts zu kommen. Bei schuppigem Haar können Sie 20 Tropfen Rosmarin- und 20 Tropfen Muskatellersalbeiöl hinzufügen, bei geröteter, gereizter Kopfhaut versuchen Sie es mit 15 Tropfen Öl der Echten Kamille und 25 Tropfen Lavendelöl und bei Neigung zu Akne am Haaransatz mit 25 Tropfen Lavendel- und 10 Tropfen Teebaumöl.

Rosmarin-Geranien-Kopfhautöl

NUTZEN UND ANWENDUNG: Fördert das Haarwachstum und reguliert die Fettproduktion

WARNHINWEIS: Nicht während der Schwangerschaft anwenden

ERGIBT: ca. 30 Anwendungen

- **20 Tropfen Rosmarinöl**
- **15 Tropfen Geranienöl**
- **2 Esslöffel Jojobaöl (in Portionen zu je 1 Esslöffel)**

1 Geben Sie die Ölmischung Ihrer Wahl auf den Boden eines sauberen Glasfläschchens. (Eine 30-ml-Tropfflasche eignet sich am besten dafür.) 1 Esslöffel Jojobaöl hinzufügen, den Deckel auf die Flasche schrauben und schütteln, damit die Zutaten sich miteinander vermischen. Dann geben Sie den zweiten Esslöffel Jojobaöl dazu, verschließen die Flasche mit dem Deckel und schütteln sie nochmals. Beschriften und bis zum Gebrauch vor extremen Temperaturen und hellem Licht geschützt aufbewahren.

2 Für die Anwendung die dem Inhalt eines Tropfers entsprechende Menge Öl auf die sauberen Fingerspitzen geben und kräftig in die Kopfhaut einmassieren. Verwenden Sie bei Bedarf mehr Öl, um sicherzugehen, dass Ihre ganze Kopfhaut damit behandelt wird. Das Öl mindestens 20 Minuten einwirken lassen. (Wenn Sie genügend Zeit haben, können Sie es auch bis zu 1 oder 2 Stunden lang auf Ihrer Kopfhaut belassen.) Danach das Haar shampoonieren und wie gewohnt mit Conditioner behandeln. Um eine optimale Wirkung zu erzielen, sollten Sie dieses Kopfhautöl dreimal pro Woche anwenden.

Gut zu wissen

Bei Haarausfall infolge von Stress, schlechter Durchblutung oder Nährstoffmangel kann man mit Naturheilmitteln eine Menge bewirken. Wenn Sie dieses Öl der Gebrauchsanleitung entsprechend anwenden und zusätzlich jeden Tag Brennnesseltee für kräftige Haare, Nägel und Zähne (siehe Rezept in diesem Kapitel) trinken, können Sie den Haarausfall innerhalb von 2–3 Wochen verlangsamen oder sogar zum Stillstand bringen und außerdem dafür sorgen, dass das neue Haar kräftiger nachwächst.

Anti-Schuppen-Haarspülung mit Apfelessig

NUTZEN UND ANWENDUNG: Hilft gegen leichten bis mittelschweren Schuppenbefall

WARNHINWEIS: Bei trockenem Haar, Ekzemen, Psoriasis oder wenn der Essig auf Ihrer Kopfhaut brennt, nicht anwenden

ERGIBT: 4 Behandlungen

- **240 ml Apfelessig**
- **20 Tropfen Muskatellersalbeiöl**
- **20 Tropfen Lavendelöl**
- **240 ml Wasser (in 60-ml-Portionen)**

1. Apfelessig und ätherische Öle in ein 1-Liter-Glas geben und gut miteinander verrühren. (Ein Einmachglas eignet sich sehr gut dafür; es sollte aber einen Plastikdeckel haben, denn Essig kann die normalen Deckel aus Metall und Gummi angreifen.) Beschriften Sie das Glas (einschließlich Datum, Zutaten und Anleitung zum Verdünnen mit der gleichen Menge Wasser vor dem Gebrauch). Sie können die Spülung bei Zimmertemperatur und vor hellem Licht geschützt bis zu 1 Jahr lang aufbewahren; doch die beste Wirkung erreicht man, wenn man sie innerhalb von 3 Monaten verwendet.
2. Für eine Behandlung 60 ml von der Spülung in einen Plastikbehälter abmessen (Glasgefäße sollten in Dusche oder Bad nicht verwendet werden) und 60 ml Wasser hinzufügen. Das Ganze gut durchschütteln.
3. Die Spülung vor dem Shampoonieren großzügig über Kopfhaut und Haarwurzeln verteilen und gründlich ins Haar einmassieren. Dann das Haar wie gewohnt shampoonieren und mit Conditioner behandeln.
4. Diese Behandlung ein- bis zweimal pro Woche wiederholen, bis sich keine Schuppen mehr bilden.

Gut zu wissen

Bei trockenem Haar und trockener Kopfhaut sollten Sie abwechselnd diese Spülung und die Haarkur mit warmem Öl (siehe Rezept in diesem Kapitel) anwenden, damit die Spülung Ihr Haar nicht zu sehr austrocknet. Jede dieser beiden Behandlungen sollte mindestens einmal pro Woche angewendet werden.

Rosmarin-Haarspülung

NUTZEN UND ANWENDUNG: Belebt glanzloses normales bis fettiges Haar

WARNHINWEIS: Nicht bei sehr trockenem oder chemisch behandeltem Haar anwenden

ERGIBT: 4 Behandlungen

- **300 ml Apfelessig**
- **knappe ¼ Tasse frische Rosmarinzweige**
- **10 Tropfen Rosmarinöl**
- **10 Tropfen Lavendelöl**
- **240 ml Wasser (in 60-ml-Portionen)**

1. Apfelessig und Rosmarinzweige in einen kleinen Topf mit schwerem Boden geben und teilweise zudecken. Mäßig erhitzen, bis der Essig gerade zu köcheln beginnt; dann 5 Minuten leicht köcheln lassen. Nach 5 Minuten den Topf ganz zudecken und mindestens 30 Minuten lang auf der ausgeschalteten Herdplatte stehen lassen.
2. Den Rosmarinessig durch ein kleines feinmaschiges Sieb in ein 1-Liter-Glas oder sonstiges Gefäß abseihen. Die Rosmarinzweige wegwerfen. Ätherische Öle dazugeben und verrühren. Wenn Sie die Spülung nicht gleich anwenden möchten, bewahren Sie sie in einem Glas- oder Plastikbehälter auf und beschriften Sie diesen mit dem Warnhinweis: „Nicht trinken". Wenn Sie den Behälter vor extremen Temperaturen und hellem Licht schützen, behält die Spülung ihre optimale Wirkung für 3 Monate; Sie können sie aber bedenkenlos bis zu 1 Jahr lang verwenden.
3. Vor der Anwendung umrühren oder den Behälter schütteln, damit die ätherischen Öle sich gut in dem Rosmarinessig verteilen. Dann 60 ml von der Essiginfusion in eine Plastikschale geben (Glasgefäße sollte man in Dusche oder Bad nicht verwenden) und 60 ml Wasser hinzufügen.

Rosmarin-Haarspülung (Fortsetzung)

4 Haar und Kopfhaut mit warmem Wasser befeuchten und die Spülung über Kopfhaut und Haarwurzeln gießen. Der Großteil der Flüssigkeit wird rasch wieder von Ihren Haaren ablaufen, aber keine Sorge – diese kurze Spülung ist völlig ausreichend. Massieren Sie Haar und Kopfhaut, damit die Spülung besser einwirken kann. Dann das Haar wie gewohnt shampoonieren und mit Conditioner behandeln.

5 Normales Haar bis zu zweimal im Monat mit dieser Haarspülung behandeln. Falls Ihr Haar fettig oder schuppig ist oder sich zu viele Rückstände von Haarpflegeprodukten darin angesammelt haben, verwenden Sie die Spülung zweimal pro Woche.

Gut zu wissen

Diese Spülung gibt Ihrem Haar schnell Glanz und Volumen zurück. Der Apfelessig trägt zur Entfernung von Rückständen bei, die sich durch das Shampoonieren, Pflegen und Stylen im Lauf der Zeit in den Haaren ansammeln. Rosmarin fördert das Haarwachstum und bekämpft Schuppen, während Lavendel die Kopfhaut beruhigt und die Fettproduktion reguliert.

Cayennepfeffer-Notfallpflaster

NUTZEN UND ANWENDUNG: Hilft bei kleinen Schnittwunden

WARNHINWEIS: Nicht bei auseinanderklaffenden Wunden anwenden

ERGIBT: 1 Behandlung

- **1 Teelöffel Cayennepfeffer**

1. Cayennepfeffer auf einen kleinen Teller geben.
2. Die Schnittwunde desinfizieren und mit einem sauberen Tuch trocken tupfen.
3. Die Wunde in das Häufchen Cayennepfeffer drücken.
4. Mit einem sauberen Tuch kontinuierlich Druck auf die mit Cayennepfeffer bedeckte Schnittwunde ausüben, bis die Blutung vollständig gestoppt ist.

Dann die Verletzung mit einem Verband abdecken und den Cayennepfeffer dort belassen, bis er von selbst abfällt. Auf dem Teller verbliebenen Pfeffer wegwerfen.

Bitte beachten: Falls es länger als 2 Minuten dauern sollte, die Blutung zu stillen, müssen Sie möglicherweise einen Arzt aufsuchen oder in eine Notfallpraxis oder die Notaufnahme eines Krankenhauses gehen, um die Wunde nähen zu lassen.

Gut zu wissen
Cayennepfeffer trägt zur Bildung eines Blutpfropfs bei, sodass Blutungen schneller gestillt werden können. Außerdem besitzt dieser Pfeffer antimikrobielle Eigenschaften und kann Schmerzen lindern. Nach der Anwendung die Hände so lange nicht mit Augen, Nase, Mund oder Genitalien in Berührung bringen, bis der Cayennepfeffer sicher mit einem Verband bedeckt ist und Sie sich die Hände gewaschen haben.

Frisches Wegerichblatt zur Behandlung von Schnitt- und Schürfwunden

NUTZEN UND ANWENDUNG: Lindert kleine Schnittwunden, Prellungen, Kratzer und Mückenstiche beim Aufenthalt im Freien

WARNHINWEIS: Nicht bei Stichwunden anwenden

ERGIBT: 1 Behandlung

- **3–6 frische Wegerichblätter (3 Breit- oder 6 Spitzwegerichblätter)**

Die Blätter nach Möglichkeit von Staub oder Schmutz befreien oder – falls vorhanden – an einer Quelle oder einem Trinkbrunnen abspülen. Danach kauen Sie die Blätter 30 Sekunden lang, um sie zu zerkleinern. Die gekauten Pflanzenteile direkt auf die verletzte Stelle aufbringen und für mindestens 5 Minuten (oder so lange, bis Sie Gelegenheit haben, die Wunde zu reinigen und einen Verband anzulegen) dort belassen.

Gut zu wissen

Wegerichblätter können eine große Hilfe sein, wenn Sie keinen Erste-Hilfe-Kasten bei sich haben. Manche Heilpflanzenkenner bezeichnen diese Pflanze als „Spielplatzmedizin", weil man damit die kleinen Wehwehchen lindern kann, die Kinder sich beim Spielen im Freien so oft zuziehen. Außerdem wächst der Wegerich bevorzugt auf verdichteten Böden mit viel Fußverkehr; man findet ihn also häufig auf Spielplätzen. Gerade das ist das Besondere an dieser Pflanze: dass sie normalerweise nur ein paar Meter weit entfernt ist, wenn man sie braucht.

Erste-Hilfe-Salbe mit Schafgarbe, Ringelblume und Wegerich

NUTZEN UND ANWENDUNG: Lindert Kratzer, Schnitt- und Schürfwunden oder Prellungen. Alle Heilpflanzen in diesem Rezept haben starke wundheilungsfördernde Eigenschaften. Wenn man sie – wie in dieser Salbe – miteinander kombiniert, lassen sie Prellungen, Schnitt- und Schürfwunden besser und schneller abheilen.

WARNHINWEIS: Bei Stichwunden, infizierten Wunden oder Verletzungen, die genäht werden müssen, nicht anwenden. Auf Stichwunden darf man niemals eine Salbe (egal welcher Art) aufbringen!

ERGIBT: 8 Dosen (zu je 30 g)

- **½ Tasse frische Wegerichblätter**
- **¼ Tasse getrocknete Ringelblumenblüten**
- **¼ Tasse getrocknete Schafgarbe**
- **240 ml extra natives Olivenöl**
- **2 Esslöffel Bienenwachsraspel oder -pastillen**
- **8 Tropfen Rosmarinöl (in Portionen zu je 1 Tropfen)**
- **8 Tropfen Öl der Echten Kamille (in Portionen zu je 1 Tropfen)**
- **8 Tropfen Lavendelöl (in Portionen zu je 1 Tropfen)**
- **8 30-g-Metalldosen oder -tiegel als Behälter für die fertige Salbe**

1 Die Wegerichblätter in einer einzelnen Schicht auf einem sauberen Handtuch ausbreiten und 12–24 Stunden lang welken lassen.

2 Welke Wegerichblätter, getrocknete Ringelblumenblüten, Schafgarbe und Olivenöl in ein Wasserbad geben. Bei sehr niedriger Hitze ca. 2 Stunden lang erwärmen. (Die Temperatur darf nicht über 50° C steigen.) Falls Sie kein Zuckerthermometer haben, ist es am besten, die Herdplatte, auf der Sie die Mischung erwärmen, 20 Minuten lang bei sehr niedriger Hitze ein- und dann 20–30 Minuten lang ausgeschaltet zu lassen. Die auf diese Weise entstehende Ölinfusion hat einen grünlichen Farbton und verströmt einen schwachen Kräuterduft.

Erste-Hilfe-Salbe mit Schafgarbe, Ringelblume und Wegerich (Fortsetzung)

3 Solange das Öl noch warm ist, die Mischung durch ein feinmaschiges Sieb oder eine dreifache Lage Seihtuch in ein sauberes 0,5- oder 1-Liter-Einmachglas abgießen. Das Bienenwachs direkt in das warme Öl geben und unter Rühren auflösen. (Das dauert je nach Größe der Bienenwachsstücke ca. 2–3 Minuten.) Falls das Bienenwachs sich nach 3 Minuten Rühren immer noch nicht verflüssigt hat, den Inhalt des Glases vorsichtig wieder erwärmen, indem Sie es in ein heißes Wasserbad tauchen und so lange umrühren, bis das Wachs geschmolzen ist.

4 Die Dosen öffnen und nebeneinanderstellen, um die letzten 3 Schritte so einfach und ordentlich wie möglich zu gestalten. In jede leere Dose je einen Tropfen der verschiedenen ätherischen Öle geben.

5 Danach sofort die verflüssigte Öl-Wachs-Mischung in die Dosen gießen. Diese gleichmäßig auf alle 8 Dosen verteilen. (Jede Dose fasst ca. 1½ Esslöffel.) Beiseitestellen und auf Zimmertemperatur abkühlen lassen; dann die Deckel auf den Dosen befestigen. Vor extremen Temperaturen geschützt, hält sich die fertige Salbe bis zu 2 Jahre lang.

6 Tragen Sie die Salbe auf Schnitte, Kratzer, Prellungen, Insektenstiche, rissige Lippen und andere leichte Hautirritationen auf.

Gut zu wissen
Falls Sie einen elektrischen Joghurtbereiter oder Dörrautomaten besitzen, können Sie diesen anstelle des Wasserbads zur sanften Erwärmung der Mischung verwenden. Egal für welche Methode Sie sich entscheiden – es ist sehr wichtig, die Temperatur nicht zu hoch ansteigen zu lassen. Schließlich wollen Sie Ihre Kräuter nicht anbraten!

Natron-Lavendel-Paste zur Behandlung von Insektenstichen und -bissen

NUTZEN UND ANWENDUNG: Sofortige Linderung von Insektenstichen und -bissen

WARNHINWEIS: Bei raschem Anschwellen des Stichs, anaphylaktischem Schock, Fieber oder Atembeschwerden nicht anwenden

ERGIBT: 1 Behandlung

- **2 Teelöffel Natron**
- **25 Tropfen Lavendelöl**

1. Das Natron in eine saubere Schüssel geben und mit dem Lavendelöl beträufeln. Falls erforderlich umrühren, um eine Paste herzustellen.
2. Die Paste auf den Insektenstich oder -biss auftragen, bis die betroffene Stelle vollständig damit bedeckt ist.
3. 20–30 Minuten einwirken lassen. Dann mit einem kühlen, feuchten Waschlappen vorsichtig abtupfen, damit keine Reizung entsteht und der Stich oder Biss nicht womöglich durch die Reibung wieder zu jucken beginnt.

Gut zu wissen

Dieses hervorragende Heilmittel gegen Insektenstiche und -bisse eignet sich sowohl für Erwachsene als auch für Kinder. Das Natron lindert Reizungen, und der Lavendel beruhigt nicht nur die Haut, sondern hilft bei Kindern auch gegen die Aufregung, die mit so einem schmerzhaften Zwischenfall normalerweise einhergeht. Sie können gerne auch mehr von der Paste auftragen als in diesem Rezept angegeben; also bereiten Sie am besten gleich einen größeren Vorrat davon zu! Falls der Stich oder Biss sehr heiß wird oder stark anschwillt oder sich außenherum ein ungewöhnlicher Ausschlag bildet, sollten Sie einen Arzt um Rat fragen.

Aloe-vera-Gel mit Lavendel- und Kamillenöl

NUTZEN UND ANWENDUNG: Beschleunigt den Heilungsprozess, regeneriert und befeuchtet die Haut bei leichten Verbrennungen

WARNHINWEIS: Nicht für schwere Brandwunden geeignet

ERGIBT: ca. 30 ml

- **2 Esslöffel frisches Aloe-vera-Gel (siehe Rezept in Kapitel 3)**
- **5 Tropfen Lavendelöl**
- **3 Tropfen Öl der Echten Kamille**
- **1 Tropfen Rosmarinöl**

1. Alle Zutaten in einen Mixer oder eine Küchenmaschine geben und auf hoher Stufe miteinander vermengen, bis eine glatte Mischung entsteht (ca. 30–45 Sekunden).
2. *Um die Heilung leichter Verbrennungen zu beschleunigen:* Dreimal täglich eine dicke Schicht des Gels auf die betroffenen Stellen auftragen. Falls Sie zum Schutz der Haut ein Pflaster auflegen, sollte dieses unbedingt atmungsaktiv sein.
3. *Zur Verwendung als feuchtigkeitsspendende Gesichtsmaske:* Nach der Hautreinigung (um eine optimale Wirkung zu erzielen, verwenden Sie dafür den „Auf Ihren Hauttyp zugeschnittenen Gesichtsreiniger mit Jojobaöl", siehe Rezept in diesem Kapitel) legen Sie sich auf den Rücken und tragen eine dicke Schicht des Gels auf Ihr Gesicht auf. 20 Minuten einwirken lassen, dann mit einem warmen, feuchten Waschlappen abnehmen. Danach ein paar Tropfen Jojobaöl oder Ihre Lieblings-Feuchtigkeitscreme auftragen.
4. Das restliche Gel können Sie in einem sauberen Glasbehälter im Kühlschrank bis zu 1 Woche lang aufbewahren. Sobald das Gel anfängt, sich zu verfärben oder unangenehm zu riechen, oder die Inhaltsstoffe sich voneinander trennen, werfen Sie es weg und bereiten eine neue Portion zu.

Gut zu wissen
Verteilen Sie Hautpflegeprodukte immer mit einem sauberen Löffel oder Spatel auf Ihrem Gesicht. Stecken Sie die Finger nicht direkt in das Glas, weil das Gel dadurch mit Bakterien verunreinigt wird, was die Haltbarkeit beeinträchtigt.

Sonnenbrandkompresse mit Schwarztee und Lavendelöl

NUTZEN UND ANWENDUNG: Lindert Schmerzen bei Sonnenbränden ersten und zweiten Grades

WARNHINWEIS: Nicht anwenden, wenn über 20 Prozent Ihres Körpers mit Brandblasen bedeckt sind, Sie unter Schwindel, Übelkeit oder Erbrechen leiden oder nach einem Sonnenbrand Schüttelfrost auftritt

ERGIBT: 1 Behandlung

- **720 ml zimmerwarmes Wasser**
- **4 Schwarzteebeutel**
- **1 Tasse Eiswürfel**
- **10 Tropfen Lavendelöl**

1. 480 ml Wasser zum Kochen bringen.
2. Die Teebeutel in einen großen, hitzebeständigen Topf oder eine ebensolche Schüssel geben. Mit dem kochenden Wasser übergießen und 15 Minuten ziehen lassen, bis das Wasser eine kräftige kastanienbraune Färbung angenommen hat.
3. Die Teebeutel aus dem Behälter nehmen und vor dem Wegwerfen möglichst viel Flüssigkeit herausdrücken. Dem zubereiteten Tee Eis hinzufügen und umrühren, bis es sich aufgelöst hat. Dann die restlichen 240 ml Wasser und das Lavendelöl einrühren.
4. Einen sauberen Waschlappen oder ein kleines Handtuch mit der Teemischung tränken. (Verwenden Sie dafür ein altes oder dunkles Tuch, bei dem die Verfärbung durch den Schwarztee kein Problem darstellt.) Überschüssige Flüssigkeit herausdrücken, sodass die Kompresse gründlich damit durchtränkt ist, aber nicht tropft. Die fertige Kompresse in eine separate Schüssel legen und die restliche Teemischung in den Kühlschrank stellen. Dann bringen Sie die Kompresse an einen bequemen Ort, wo Sie sich ausruhen und entspannen können.
5. Die Kompresse auf die betroffene Stelle legen. Sobald die auf der Haut liegende Seite anfängt, sich warm anzufühlen, wenden Sie die Kompresse. Achten Sie darauf, dass sie nicht auf der verbrannten Haut reibt und auch nicht tropft, da Schwarztee Flecken auf Stoff und Möbeln hinterlassen kann.

Sonnenbrandkompresse mit Schwarztee und Lavendelöl (Fortsetzung)

6 Sobald sich die ganze Kompresse warm anfühlt (was in der Regel nach 10–15 Minuten der Fall ist), können Sie die Behandlung beenden oder die Kompresse erneuern, indem Sie sie wieder mit dem gekühlten Tee tränken und die Anwendung wiederholen. Werfen Sie alle Teereste weg, die direkt mit der Kompresse in Berührung gekommen sind. Der übrige Tee kann über Nacht im Kühlschrank aufbewahrt und bei Bedarf am nächsten Tag verwendet werden.

Gut zu wissen
Die Tannine im Schwarztee wirken sofort adstringierend (zusammenziehend) auf nässende Haut und lindern Schwellungen. Das Lavendelöl beschleunigt den Heilungsprozess der Haut. Dieses Mittel lindert zwar Schmerzen bei einem Sonnenbrand, macht jedoch nicht die UV-Schäden rückgängig, die das Hautkrebsrisiko erhöhen. Daher ist es am besten, Sonnenbrände von vornherein zu vermeiden!

Lippenbalsam mit Ringelblumenblüten und Honig

NUTZEN UND ANWENDUNG: Befeuchtet und heilt trockene, rissige Lippen

WARNHINWEIS: Den Honig nicht von den Lippen ablecken!

ERGIBT: ca. ½ Tasse

- **1 Esslöffel getrocknete Ringelblumenblüten**
- **½ Tasse Rohhonig**

1. Die Ringelblumenblüten auf den Boden eines sauberen, 0,5 Liter fassenden Glasgefäßes geben.
2. Ein Wasserbad bereiten, indem Sie einen kleinen Topf 5–7,5 cm hoch mit heißem Wasser füllen und eine hitzebeständige Glasschüssel darauf stellen. (Das Glas darf den Wasserspiegel nicht berühren.) Das Wasser bei mittlerer Hitze zum Köcheln bringen, dann die Hitze herunterschalten, den Honig in die Glasschüssel geben und bei schwacher Hitze langsam erwärmen, bis er sich warm anfühlt, aber nicht zu heiß zum Anfassen ist (ca. 5–8 Minuten). Achten Sie darauf, den Honig nicht zu überhitzen, da dies seine medizinischen Eigenschaften beeinträchtigt!
3. Den warmen Honig über die Ringelblumenblüten gießen und vorsichtig mit einem Messer umrühren, um sicherzustellen, dass die Blüten vollständig mit Honig bedeckt sind.
4. Stellen Sie das Glas an einen warmen Ort (zum Beispiel auf eine sonnige Fensterbank) und lassen Sie den Honig mindestens 5 Tage (max. bis zu 1 Monat) lang durchziehen, bis er ein mildes, blumiges Aroma hat, wenn man einen Tropfen davon probiert. Den fertigen Honig durch ein feinmaschiges Sieb in ein sauberes Glas abgießen. (Falls er zu dickflüssig sein sollte, können Sie die Mischung in einem Wasserbad erwärmen wie in Schritt 1; dann fließt er leichter durch das Sieb.) In einem Glas mit Deckel hält sich dieser Lippenbalsam bei kühler Raumtemperatur bis zu 1 Jahr.
5. Zur Anwendung eine kleine Menge auf den Finger geben und direkt auf die gereinigten Lippen auftragen. Aber tauchen Sie die Finger nicht in das Honigglas, da dies zu Verunreinigungen führen kann! Um eine optimale Wirkung zu erzielen, tragen Sie den Balsam ein- bis zweimal täglich auf Ihre Lippen auf und vermeiden so die Verwendung von Lippenbalsam mit Inhaltsstoffen auf Erdölbasis oder Menthol.

Kapitel 5

IMMUNSYSTEM UND ATEMWEGE

Für die Traditionelle Chinesische Medizin handelt es sich beim Selbstschutzsystem des Körpers um eine Energie, die in den Poren der Haut angesiedelt ist. Aus Sicht der TCM wird diese schützende Energie (Wei-Qi) vom Lungen- und Dickdarmmeridian beherrscht und durch richtige Ernährung, Atmung und Bewegung gestärkt, während seelischer Schmerz sie schwächt. So weit diese traditionellen Vorstellungen teilweise auch von unserem modernen Verständnis des Immun- und Atmungssystems entfernt sein mögen – es gibt auch Übereinstimmungen mit modernen wissenschaftlichen Erkenntnissen darüber, welche Rolle Ernährung, ein gesunder Darm und emotionales Gleichgewicht für ein gut funktionierendes Immunsystem spielen.

In diesem Kapitel finden Sie Rezepte, deren Wirksamkeit sowohl durch die moderne wissenschaftliche Sichtweise des Immunsystems als auch durch uraltes Heilwissen bestätigt wird. Sie werden nährstoffreiche Gerichte kennenlernen, mit denen Sie etwas für ein ausgewogenes Immunsystem tun können. Beispielsweise können Sie durch probiotikahaltige Gerichte wie Sauerkraut mit Milchsäurebakterien und Zutaten wie Misopaste Ihre Darmflora gesund erhalten. Sie können köstliche Suppen zubereiten, die traditionelle Stärkungsmittel für das Immunsystem wie beispielsweise Tragant enthalten (siehe zum Beispiel das Rezept „Immunstärkende Brühe mit Shiitake-Pilzen und Tragant"). Sie werden lernen, eigene Varianten einiger der größten „Hits" der Pflanzenheilkunde zuzubereiten, zum Beispiel „Würzigen Holunderbeerensirup" und „Klassischen Feuer-Cider". Und falls Sie trotz dieser Vorbeugungsmaßnahmen doch einmal eine Erkältung, Grippe oder Nasennebenhöhlenentzündung erwischen sollte, erkläre ich Ihnen in diesem Kapitel, was Sie tun müssen, um sich so schnell und leicht wie möglich wieder davon zu erholen.

Schaumseife mit Grapefruit- und Teebaumöl

NUTZEN UND ANWENDUNG: Hält Sie während der Grippe- und Erkältungssaison gesund

WARNHINWEIS: Nicht in die Augen bringen

ERGIBT: ca. 240 g

- **210 ml Wasser**
- **½ Teelöffel Jojobaöl**
- **2 Esslöffel Natur-Flüssigseife**
- **10 Tropfen Grapefruitöl**
- **5 Tropfen Teebaumöl**

1. Alle Zutaten in einen Schaumseifenspender geben und schütteln oder umrühren, damit sie sich miteinander vermischen.
2. Zur Anwendung: Ihre Hände mit warmem (nicht heißem) Wasser befeuchten, 1–2 Pumpstöße der Schaumseife in Ihre Handflächen geben und die Hände so lange aneinanderreiben, wie es dauert, „Happy Birthday" zu singen. Mit warmem Wasser abspülen.

Gut zu wissen
Das Waschen der Hände nach dem Toilettengang, vor dem Essen und vor der Essenszubereitung ist das Wichtigste, was Sie tun können, um sich keine Infektionskrankheiten zu holen. Die wichtigste Zutat dieser Rezeptur ist die Reibung beim Händewaschen: Das Reiben der Hände trägt am meisten zu ihrer Säuberung bei.

Teebaum-Rosmarinöl-Dampfbad gegen Nasennebenhöhlenentzündungen

NUTZEN UND ANWENDUNG: Öffnet verstopfte Nebenhöhlen und lindert Infektionen der oberen Atemwege

WARNHINWEIS: Lange Haare, Kleidungsstücke oder Handtücher nicht in das heiße Dampfbad fallen lassen

ERGIBT: 1 Dampfbad

- **Wasser**
- **7 Tropfen Teebaumöl**
- **7 Tropfen Rosmarinöl**
- **1 Badehandtuch**

1. Einen Topf mit großem Durchmesser zu 5–7,5 cm mit Wasser füllen und bei starker Hitze erwärmen.
2. Sobald das Wasser sprudelnd kocht, das Wasser in eine Schüssel gießen und die ätherischen Öle hineingeben.
3. Bücken Sie sich so tief nach unten, sodass Ihr Kopf ca. 40–65 cm von der Wasseroberfläche entfernt ist. Breiten Sie das Handtuch so aus, dass es ein „Zelt" über Ihrem Kopf und der Schüssel bildet. Dank dem Dampf unter dem Handtuch können Sie Feuchtigkeit, Wärme und ätherische Öle in hoher Konzentration einatmen.
4. Das Dampfbad 10–15 Minuten lang fortsetzen und zwischendurch bei Bedarf immer wieder Pausen einlegen. Wenn Ihr Gesicht sich zu heiß anfühlt, Sie Atembeschwerden bekommen oder Ihnen schwindelig wird, sollten Sie eine Pause machen. Sie können diese Behandlung beliebig oft wiederholen.

Gut zu wissen

Wenn Sie sich die Nase putzen, sollten Sie die Farbe des Schleims überprüfen; denn sie gibt Ihnen wichtige Hinweise darauf, was in Ihren Nebenhöhlen los ist. Wenn der Schleim klar oder weißlich ist und Sie unter verstopfter oder laufender Nase leiden, steckt wahrscheinlich ein Virus dahinter. Grüner oder gelber Schleim deutet eher auf eine bakterielle und/oder Pilzinfektion hin. Pilzinfektionen der Nasennebenhöhlen sind besonders schwer zu behandeln; doch Dampfbäder zweimal täglich mit Teebaumöl können auch bei solchen Infektionen eine große Hilfe sein.

Sauerkraut mit Milchsäurebakterien

NUTZEN UND ANWENDUNG: Sorgt für eine Besiedelung Ihres Verdauungstrakts mit gesunden Bakterien (Probiotika), die das Immunsystem stärken

WARNHINWEIS: Nicht essen, wenn Sie keinen Kohl vertragen; den Verzehr einschränken, falls Sie sich natriumarm ernähren müssen

ERGIBT: 12 Portionen

- **1 Weißkohl, in dünne Scheiben geschnitten**
- **3 Teelöffel Meersalz (in ¼-Teelöffel-Portionen)**

1 Eine Schicht Kohl in eine große Schüssel geben und mit ¼ Teelöffel Meersalz bestreuen. Mit einer zweiten Schicht Kohl bedecken und einen weiteren ¼ Teelöffel Salz darüber streuen. Schichten Sie Salz und Kohl auf diese Weise immer weiter in die Schüssel, bis der ganze Kohlvorrat aufgebraucht ist. Unbedingt mit einer Schicht Salz (¼ Teelöffel) abschließen.

2 Das Salz mit sauberen Händen in den Kohl einreiben, bis der Kohl weich ist und anfängt, Flüssigkeit abzugeben. (Ca. 5-minütiges Reiben mit festem Druck dürfte ausreichen.)

3 Den Kohl in ein 1-Liter-Einmachglas mit weiter Öffnung geben. (Je nach Größe des Weißkohls benötigen Sie möglicherweise mehr als ein Glas, um das ganze Sauerkraut aufzunehmen!) Drücken Sie den Kohl so weit nach unten, dass er vollständig von der Lake bedeckt ist. Er darf auf keinen Fall über die Flüssigkeit hinausragen, weil er sonst verderben kann.

4 Suchen Sie eine kleine Tasse, die in die Öffnung des Einmachglases passt, und füllen Sie sie mit etwas Schwerem (Bohnen, Münzen, sauberen Steinen usw.). Stellen Sie diese beschwerte Tasse in die Öffnung des Einmachglases, sodass sie den Kohl herunterdrückt und unter der Lake hält.

Sauerkraut mit Milchsäurebakterien (Fortsetzung)

5 Das Einmachglas lose mit einem Tuch abdecken und das Sauerkraut ungefähr 2 Wochen lang bei Zimmertemperatur durchziehen lassen. Schauen Sie ungefähr jeden Tag nach, um sicherzugehen, ob immer noch der ganze Kohl unterhalb des Flüssigkeitspegels liegt. Schieben Sie bei Bedarf ein sauberes Stäbchen in das Glas und stochern Sie darin herum, um etwaige Luftblasen freizusetzen, die von den Probiotika erzeugt werden. Nach jedem Luftblasen-Check drücken Sie den Kohl wieder unter die Lake, damit er nicht verdirbt.

6 Nach 2 Wochen (oder sobald es Ihnen schmeckt) ist Ihr Sauerkraut fertig! Wenn das Kraut einen Geschmack und eine Konsistenz angenommen hat, die Ihnen zusagen, können Sie es in einem Behälter mit Deckel im Kühlschrank bis zu 6 Monate aufbewahren. Für ein starkes Immunsystem genießen Sie mindestens eine Portion pro Tag!

Gut zu wissen
Sauerkraut enthält sowohl Probiotika (lebende Organismen) als auch Präbiotika (lösliche Ballaststoffe). Präbiotika erleichtern die Besiedelung des Darms mit gesunden Bakterien, die das Immunsystem stärken. Für dieses Rezept brauchen Sie Meersalz oder koscheres Salz, da Jodsalz das Wachstum der „guten" Darmbakterien hemmen kann.

Miso-Nudelsuppe

NUTZEN UND ANWENDUNG: Liefert wertvolle, gesunde Nährstoffe und sorgt dafür, dass Ihr Körper bei Krankheiten nicht austrocknet

WARNHINWEIS: Keiner

ERGIBT: 4 Portionen

- **1 Esslöffel unraffiniertes Sesamöl**
- **6 Knoblauchzehen, geschält und klein geschnitten**
- **1 große Zwiebel, geschält und gewürfelt**
- **¼ Tasse frische Ingwerwurzel, geschält und in Scheiben geschnitten**
- **1 Esslöffel frischer (oder 1 Teelöffel getrockneter) Thymian**
- **1 Esslöffel frischer (oder 1 Teelöffel getrockneter) Rosmarin**
- **½ Teelöffel getrockneter Salbei**
- **1 guter Liter Wasser**
- **knapper ⅛ Teelöffel Cayennepfeffer**
- **1 Packung Seidentofu (360 g)**
- **120 g *Sobanudeln* aus *Buchweizenmehl***
- **4 Esslöffel unpasteurisierte Misopaste (in Esslöffelportionen)**
- **½ Bund Frühlingszwiebeln, in Scheiben geschnitten und in 4 Portionen aufgeteilt**

1 Das Sesamöl in einem mittelgroßen Topf bei mittlerer Hitze 1–2 Minuten erwärmen, bis es seinen Duft zu entfalten beginnt. Knoblauch, Zwiebel und Ingwer hinzufügen und unter gelegentlichem Umrühren 5–6 Minuten garen, bis die Zwiebel weich und durchscheinend ist.

2 Währenddessen Thymian, Rosmarin und Salbei in ein Seihtuch geben und oben fest zubinden, damit keine Rosmarinnadeln in die Suppe fallen.

3 120 ml Wasser in den Topf geben und kräftig mit einem Holzlöffel umrühren. Gebräunte Zwiebelstücke mit dem Löffel vom Topfboden lösen, um die Suppe mit dem Aroma karamellisierter Zwiebeln anzureichern.

Miso-Nudelsuppe (Fortsetzung)

4 Restliches Wasser, die ins Seihtuch gewickelten Kräuter und den Cayennepfeffer in den Topf geben. Sprudelnd aufkochen lassen, dann sofort auf kleine Flamme zurückschalten und das Ganze 15 Minuten lang ohne Deckel garen.

5 Die eingewickelten Kräuter aus dem Topf nehmen. Im Kühlschrank hält sich diese Brühe in einem Behälter mit Deckel bis zu 5 Tage.

6 Zum Servieren den Tofu in ca. 1 cm^2 große Würfel schneiden und den Topf mit der Brühe leicht zum Köcheln bringen. Die Tofuwürfel in die Brühe geben. (Wenn Sie bereits zubereitete Brühe aus dem Kühlschrank verwenden möchten, erwärmen Sie diese in einem Topf auf dem Herd, bevor Sie den Tofu hinzufügen). 2–3 Minuten köcheln lassen, damit sich der Tofu erwärmt.

7 Die Sobanudeln in einem separaten Topf nach Packungsanleitung zubereiten und beiseitestellen.

8 In jede Suppenschale 1 Esslöffel Misopaste geben und jeweils 1 Schöpflöffel Brühe hinzufügen, um das Miso aufzulösen. Die Paste mit der Rückseite eines Löffels zerteilen, bis sie sich vollständig aufgelöst und die Brühe eine dicke, cremige Konsistenz angenommen hat. ½ Tasse gekochte Nudeln und 1 weitere Tasse Brühe (mit Tofu-Quadraten) in jede Schale hineingeben. Mit den Frühlingszwiebelringen bestreuen und servieren.

Gut zu wissen

Falls Sie nicht gerade an einer akuten Infektion leiden, können Sie zur zusätzlichen Stärkung Ihres Immunsystems eine Tragantwurzel hinzufügen. Wenn Sie spatelförmige Scheiben verwenden, geben Sie zusätzlich zu den eingewickelten Kräutern 6 Scheiben Tragantwurzel ins Wasser und nehmen diese dann zusammen mit dem Kräuterbündel wieder heraus. Falls Sie kleinere, geschnittene und gesiebte Wurzelstücke verwenden, wickeln Sie 2 Esslöffel davon zusammen mit dem Thymian, Rosmarin und Salbei in das Seihtuch ein.

Luftreiniger mit Muskatellersalbei- und Grapefruitöl

NUTZEN UND ANWENDUNG: Reinigt die Luft während oder nach einer Atemwegserkrankung

WARNHINWEIS: Keine ätherischen Öle in Räumen vernebeln, in denen sich Katzen aufhalten

ERGIBT: 1 Anwendung

- **1 Diffuser**
- **Wasser (je nach Gebrauchsanleitung)**
- **3 Tropfen Muskatellersalbeiöl**
- **1 Tropfen Rosmarinöl**
- **5 Tropfen Grapefruitöl**

Den Diffuser nach Gebrauchsanleitung mit Wasser befüllen. Ätherische Öle hinein geben und in Betrieb nehmen. Den Vorgang auf Wunsch wiederholen, wenn das Reservoir leer ist.

Gut zu wissen

Die ätherischen Öle können verstopfte Nasennebenhöhlen befreien und die Ausbreitung in der Luft befindlicher Krankheitskeime in Ihrer Wohnung eindämmen, damit andere, gesunde Personen sich nicht anstecken. Vor allem aber vertreiben sie das dumpfe Gefühl, das einen so oft überkommt, wenn man mit einer Erkältung oder Nebenhöhlenentzündung ans Bett gefesselt ist.

Schafgarben-Pfefferminz-Tee

NUTZEN UND ANWENDUNG: Erstickt Erkältungen im Keim

WARNHINWEIS: Nicht während der Schwangerschaft anwenden

ERGIBT: 2 Portionen

- **2 Teelöffel getrocknete Pfefferminzblätter**
- **2 Teelöffel getrocknete Schafgarbenblätter**
- **360 ml heißes Wasser**

Pfefferminze und Schafgarbe in ein Tee-Ei, eine Teekanne mit Sieb, eine Pressstempelkanne oder einen Papierteefilter geben. Die Teeblätter mit frisch gekochtem heißem Wasser übergießen. 15 Minuten zugedeckt ziehen lassen, abgießen und servieren.

Gut zu wissen

Dieser Tee hilft gegen Erkältungen mit einem oder mehreren der folgenden Symptome: plötzlicher Beschwerdebeginn, Wärmegefühl, Fieber, starker Durst auf kalte Getränke und leuchtend rote Zunge mit gelbem Belag. Wenn man so eine Erkältung gleich im Anfangsstadium mit einem kühlenden, schweißtreibenden Tee wie diesem hier behandelt, lässt sie sich manchmal im Keim ersticken. Trinken Sie in den ersten 24 Stunden Ihrer Erkältung möglichst viel von diesem Tee und wickeln Sie sich in warme Kleidung und Decken ein, um das Schwitzen zu fördern.

Ingwer-Kurkuma-Tee

NUTZEN UND ANWENDUNG: Erstickt Erkältungen im Keim

WARNHINWEIS: Nicht während der Schwangerschaft oder bei Einnahme blutverdünnender oder gerinnungshemmender Medikamente anwenden

ERGIBT: 4 Portionen

- **1 Teelöffel Kurkumapulver**
- **⅛ Teelöffel gemahlener schwarzer Pfeffer**
- **720 ml Wasser**
- **¼ Tasse frische Ingwerwurzel, geschält und gewürfelt**

1 Kurkuma und schwarzen Pfeffer zusammen mit 1 Esslöffel Wasser in einen mittelgroßen Topf geben. Bei mittlerer Hitze unter ständigem Umrühren kochen, bis die Mischung wie eine cremige Paste aussieht (ca. 4 Minuten).

2 Die gewürfelte Ingwerwurzel und das restliche Wasser hinzufügen und zum Köcheln bringen. 15 Minuten köcheln lassen, dann abgießen und servieren.

Gut zu wissen

Dieser Tee hilft gegen Erkältungen mit einem oder mehreren der folgenden Symptome: langsamer Beschwerdebeginn; Frieren oder Frösteln; kein Fieber oder höchstens erhöhte Temperatur; laufende Nase mit durchsichtigem oder weißlichem Schleim; dicker weißer Belag auf der Zunge. Wenn man so eine Erkältung gleich im Anfangsstadium mit einem wärmenden, schweißtreibenden Tee wie diesem hier behandelt, lässt sie sich manchmal im Keim ersticken. Trinken Sie in den ersten 24 Stunden Ihrer Erkältung möglichst viel von diesem Tee und wickeln Sie sich in warme Kleidung und Decken ein, um das Schwitzen zu fördern.

Salbei-Süßholzwurzel-Tee gegen Halsschmerzen

NUTZEN UND ANWENDUNG: Lindert Halsschmerzen bei einer akuten Halsentzündung oder Bronchitis

WARNHINWEIS: Nicht während der Schwangerschaft oder Stillzeit, bei Bluthochdruck oder Einnahme von Kortikosteroiden anwenden

ERGIBT: 2 Portionen

- **½ Teelöffel getrocknete Süßholzwurzel**
- **360 ml Wasser**
- **2 Teelöffel getrockneter Salbei**

1 Süßholzwurzel und Wasser in einem kleinen Topf bei starker Hitze zum Kochen bringen und dann auf kleiner Flamme 10–15 Minuten köcheln lassen.

2 Den Salbei hinzufügen und bei ausgeschalteter Herdplatte noch 10 Minuten zugedeckt ziehen lassen, abgießen und servieren. Trinken Sie nach Bedarf 120–180 ml über den Tag verteilt, um Husten und Halsschmerzen zu lindern.

Gut zu wissen

In großen Mengen kann Süßholzwurzel zu Wassereinlagerungen im Körper führen und den Blutdruck erhöhen. Außerdem verstärkt sie die Wirkung von Kortikosteroiden. Wenn Sie also Prednison einnehmen müssen, sollten Sie Süßholz nicht ohne Empfehlung eines erfahrenen Arztes anwenden. Wenn Sie möchten, können Sie die Süßholzwurzel durch 1 Teelöffel Eibischwurzel und 1 Teelöffel Königskerzenblätter ersetzen.

Holunderbeertee

NUTZEN UND ANWENDUNG: Verkürzt Virusinfektionen wie Grippe oder Erkältung und sorgt für einen leichteren Verlauf

WARNHINWEIS: Nicht anwenden, wenn Sie an einer Autoimmunerkrankung leiden und Bedenken gegen die Einnahme von Holunderbeeren haben

ERGIBT: 2 Portionen

- **⅛ Tasse getrocknete Holunderbeeren**
- **480 ml Wasser**

1 Holunderbeeren und Wasser in einen kleinen Topf mit schwerem Boden geben. Aufkochen und dann leicht köcheln lassen, bis der Tee eine blauviolette Färbung angenommen hat und duftet (ca. 15 Minuten).

2 Abgießen und servieren. Bei laufender Nase, grippeähnlichen Symptomen oder Schüttelfrost sollte der Tee heiß, zur Infektvorbeugung oder zum Genuss mit Eiswürfeln getrunken werden.

Gut zu wissen

Gegen Grippe oder Erkältung helfen Antibiotika nicht; doch wenn der Arzt Ihnen sagt, dass er nichts für Sie tun kann, bedeutet das noch lange nicht, dass es kein Heilmittel gegen solche Infektionen gibt! Trinken Sie möglichst viel von diesem Tee, dann haben Sie gute Chancen auf eine rasche Genesung. Wenn Sie möchten, können Sie den Tee mit einem Spritzer Orangensaft süßen.

Zitronentee mit Ingwer und Honig

NUTZEN UND ANWENDUNG: Befreit die oberen Atemwege und lindert Beschwerden bei Atemwegsinfektionen

WARNHINWEIS: Falls Sie blutverdünnende oder gerinnungshemmende Medikamente einnehmen, fragen Sie vor der Einnahme von Ingwer Ihren Arzt um Rat.

ERGIBT: 4 Portionen

- **½ Tasse frische Ingwerwurzel, geschält und in dünne Scheiben geschnitten**
- **960 ml Wasser**
- **Saft von 1 großen Zitrone (ca. 3 Esslöffel)**
- **¼ Tasse Rohhonig**

1. Ingwer und Wasser in einem kleinen Topf mit schwerem Boden 30 Minuten bei mittlerer Hitze köcheln lassen, bis die ganze Küche duftet und das Wasser einen hellen Goldton angenommen hat.
2. Die Herdplatte ausschalten und Zitronensaft und Honig hinzufügen. Den Tee abschmecken und bei Bedarf noch mehr Honig oder Zitronensaft hineingeben. Abgießen und servieren.

Gut zu wissen

Die wärmende Wirkung und die scharfe Würze der Ingwerwurzel befreien verstopfte Atemwege, während die Säure der Zitrone eine adstringierende (zusammenziehende) Wirkung auf geschwollenes Gewebe hat. Der feuchtigkeitsspendend wirkende Honig befeuchtet die Rachenschleimhäute und stoppt den Husten. Außerdem kann Ihnen dieser Ingwersud morgens bei kaltem Wetter, wenn Sie sich träge fühlen und am liebsten im Bett bleiben würden, einen Energieschub geben.

Immunstärkende Brühe mit Shiitake-Pilzen und Tragant

NUTZEN UND ANWENDUNG: Hält Sie während der Grippe- und Erkältungssaison gesund und bei Kräften

WARNHINWEIS: Nicht anwenden, wenn Sie bereits eine Grippe oder Erkältung haben; falls Sie Immunsuppressiva, blutverdünnende oder gerinnungshemmende Medikamente einnehmen, fragen Sie Ihren behandelnden Arzt um Rat.

ERGIBT: 12 Portionen

- **2 Esslöffel Olivenöl**
- **2 große Zwiebeln, geschält und gewürfelt**
- **4 Karotten, gewürfelt**
- **4 Selleriestangen (an den Enden abschneiden und würfeln)**
- **8 Knoblauchzehen, zerdrückt und enthäutet**
- **10 frische Thymianzweige**
- **2 frische Rosmarinzweige**
- **2 Lorbeerblätter**
- **4 l Wasser**
- **240 g frische, in Scheiben geschnittene (oder 120 g getrocknete und in Wasser eingeweichte) Shiitake-Pilze**
- **12 Scheiben getrocknete Tragantwurzel**
- **4 Esslöffel Nährhefe**
- **½ Tasse Misopaste (in 12 Portionen)**

1. Den Boden eines großen Suppentopfs mit dem Olivenöl benetzen und das Öl bei mittlerer Hitze erwärmen. Dann Zwiebeln, Karotten und Sellerie hinzufügen.
2. Bei mittlerer Hitze 6–7 Minuten unter gelegentlichem Umrühren kochen, bis das Gemüse sich mit dem Öl überzogen hat und gleichmäßig durchgegart ist. Sobald das Gemüse weich ist und duftet, den Knoblauch hinzufügen und das Ganze noch 1–2 Minuten garen.
3. Thymian- und Rosmarinzweige sowie die Lorbeerblätter in einem Seihtuch mit sauberem Küchengarn zu einem Bündel verschnüren.

Immunstärkende Brühe mit Shiitake-Pilzen und Tragant (Fortsetzung)

4 Wasser, Kräuterbündel, Pilze (zusammen mit dem Einweichwasser, falls Sie getrocknete Shiitake-Pilze verwendet haben) und Tragantwurzelscheiben in den Topf geben und zudecken. Die Hitze hochdrehen und die Mischung zum Kochen bringen; dann die Herdplatte auf mittlere Hitze herunterschalten und bei teilweise zugedecktem Topf 30 Minuten köcheln lassen. Zum Schluss die Nährhefe hinzufügen.

5 Tragantwurzelscheiben und Kräuterbündel aus dem Topf herausnehmen und das Gemüse, falls gewünscht, abseihen. Falls Sie die Brühe nicht sofort verwenden möchten, hält sie sich im Kühlschrank 4–5 Tage und im Gefrierschrank 3–4 Monate.

6 Zum Servieren in jedes Gefäß 2 Teelöffel Misopaste geben. (Sie können diese Suppe in Teeschalen, Teetassen oder Suppenschüsseln servieren.) Je 240 ml heiße Brühe über die Misopaste schöpfen und diese mit der Rückseite eines Löffels zerdrücken, damit sie sich vollständig in der Brühe auflöst. Trinken und genießen.

Gut zu wissen
Tragantwurzel stärkt das Immunsystem und somit auch Ihre Abwehrkräfte gegen Infektionen. Sie wird oft in spatelförmigen Scheiben verkauft, sodass man sie leicht wieder aus einem fertigen Gericht herausnehmen kann. Geben Sie während der Grippe- und Erkältungssaison in jede Suppe oder Brühe ein paar Streifen Tragantwurzel. Der Geschmack ist mild und verändert das Aroma Ihres Gerichts nicht.

Klassischer Feuer-Cider

NUTZEN UND ANWENDUNG: Hält Ihr Immunsystem während der kalten Jahreszeit in Topform

WARNHINWEIS: Nicht bei gastroösophagealer Refluxkrankheit (GERD) anwenden, wenn der Reflux durch würzige Speisen und/oder Essig ausgelöst wird. Falls Sie blutverdünnende oder gerinnungshemmende Medikamente einnehmen, fragen Sie vorher Ihren behandelnden Arzt um Rat.

ERGIBT: ca. 720 ml

- **¾ Tasse frisch gemahlener Meerrettich**
- **1 mittelgroße Zwiebel, geschält und grob gehackt**
- **½ Tasse Knoblauchzehen, zerdrückt, geschält und gehackt**
- **½ Tasse frische Ingwerwurzel, geschält und gehackt**
- **2 frische Chilischoten, halbiert und entkernt**
- **1 Esslöffel Kurkumapulver**
- **600 ml Apfelessig**
- **1 Tasse Rohhonig**

1. Meerrettich, Zwiebel, Knoblauch, Ingwer und Chilischoten in ein sauberes 1-Liter-Einmachglas geben. Kurkuma und dann den Apfelessig hinzufügen. Mit einem Plastikdeckel verschließen und das Glas beschriften. (Metalldeckel korrodieren leicht, wenn sie mit Essig in Berührung kommen.)
2. Mindestens 3 Wochen ziehen lassen; wenn nötig, können Sie den Cider aber auch bis zu 2 Monate in einem Küchenschrank aufbewahren. Schütteln Sie das Glas nach Möglichkeit ein paarmal pro Woche!
3. Nach mindestens 3-wöchiger Ziehzeit den Essigaufguss durch ein feinmaschiges Sieb in ein zweites 1-Liter-Einmachglas abseihen. Bewahren Sie die festen Bestandteile für Rosemarys Feuer-Cider-Chutney (siehe nächstes Rezept) auf. Den Honig in den Essigaufguss einrühren. Der fertige Cider hält sich im Kühlschrank bis zu einem Jahr (mindestens 6 Monate).
4. Während der Wintermonate sollte man jeden Tag ½ Esslöffel von diesem Cider als allgemeines Stärkungsmittel einnehmen (am besten vor einer Mahlzeit). Wenn Sie das Gefühl haben, eine Erkältung zu bekommen, steigern Sie die Dosis auf ½ Esslöffel mehrmals täglich.

Rosemarys Feuer-Cider-Chutney

NUTZEN UND ANWENDUNG: Stärkt das Immunsystem und fördert die Verdauung

WARNHINWEIS: Nicht bei gastroösophagealer Refluxkrankheit (GERD) anwenden, wenn der Reflux durch würzige Speisen und/oder Essig ausgelöst wird. Falls Sie blutverdünnende oder gerinnungshemmende Medikamente einnehmen, fragen Sie vorher Ihren behandelnden Arzt um Rat.

ERGIBT: ca. 600 ml

- **4 Medjool-Datteln**
- **120 ml Wasser**
- **ca. 2 Tassen von den aufbewahrten festen Bestandteilen aus dem Rezept Klassischer Feuer-Cider (siehe vorige Seite)**
- **2 Teelöffel Kurkumapaste (siehe Kapitel 8)**
- **1 Esslöffel Rohhonig**

1. Die Datteln über Nacht in 120 ml Wasser einweichen und entsteinen. Zusammen mit 2 Esslöffeln des Einweichwassers in die Schüssel Ihrer Küchenmaschine geben und so lange pürieren, bis eine glatte Paste entstanden ist (ca. 4 Minuten).
2. Die aufbewahrten festen Bestandteile aus dem Rezept Klassischer Feuer-Cider und die Kurkumapaste zu der Dattelmischung geben. Für insgesamt 1–2 Minuten immer wieder 2 Sekunden lang pulsieren, bis eine geschmeidige, stückige Paste entsteht.
3. Den Rohhonig einrühren.
4. Im Kühlschrank in einem Behälter mit Deckel bis zu 2 Wochen aufbewahren.

Gut zu wissen

Dieses Rezept habe ich zum Andenken an die Kräuterexpertin Rosemary Gladstar in dieses Buch aufgenommen, die erstmals ein Getränk namens „Feuer-Cider" und eine Variante dieses Chutneys kreierte. Solche Rezepte wurden schon immer von Generation zu Generation weitergegeben, und Rosemary hat hart darum gekämpft, dass Privatunternehmen keine klassischen Rezepte zu ihrer persönlichen Bereicherung vermarkten dürfen. Dieses Chutney schmeckt köstlich zu Vollkornbrot, warmen Bohnen, Fleisch oder zusammen mit Avocadocreme auf Toast.

Würziger Holunderbeersirup

NUTZEN UND ANWENDUNG: Hält Sie während der Grippe- und Erkältungssaison gesund

WARNHINWEIS: Nicht anwenden, wenn Sie unter einer Autoimmunerkrankung leiden, Ihnen ein Organ transplantiert wurde oder wenn Sie blutverdünnende oder gerinnungshemmende Medikamente einnehmen, es sei denn, Ihr Arzt berät Sie persönlich im Hinblick auf eine sichere Anwendung.

ERGIBT: ca. 960 ml

- **1 Zitrone aus biologischem Anbau**
- **1 Tasse getrocknete Holunderbeeren**
- **1,2 l Wasser**
- **¼ Tasse frische Ingwerwurzel, geschält und in Scheiben geschnitten**
- **½ Esslöffel ganze Gewürznelken**
- **1 Zimtstange**
- **ca. 2 Tassen Rohhonig**

1. Zitrone schälen und die Schale in Streifen schneiden. Den Saft in eine kleine Schüssel pressen und beiseitestellen.
2. Zitronenschale, Holunderbeeren, Wasser, Ingwer, Nelken und Zimtstange in einem mittelgroßen Topf mit schwerem Boden zum Kochen bringen. Dann die Hitze zurückschalten und das Ganze 25 Minuten leicht köcheln lassen, bis die Flüssigkeit eine dunkle Färbung angenommen hat und um ca. ⅓ ihres Volumens eingekocht ist. Schalten Sie die Herdplatte aus und lassen Sie die Mischung etwas abkühlen.
3. Die Flüssigkeit (bei der es sich jetzt um einen Sud handelt) durch ein feinmaschiges Sieb und Seihtuch abgießen und die Beeren drücken, um möglichst viel Flüssigkeit aus ihnen herauszupressen. Rückstände wegwerfen.
4. Frischen Zitronensaft zu dem Holunderbeersud hinzufügen. Messen Sie das Volumen der Flüssigkeit ab und geben Sie die gleiche Menge Rohhonig hinzu, um aus dem Sud Holundersirup zu machen.
5. Bei den ersten Anzeichen einer Virusinfektion dreimal täglich ½ Esslöffel davon einnehmen. Der fertige Sirup hält sich im Kühlschrank bis zu 3 Monate.

Rosmarin-Thymian-Oxymel

NUTZEN UND ANWENDUNG: Lindert produktiven Husten in Verbindung mit in den Bronchien festsitzendem Schleim und Reizungen des Hals-Rachen-Raums

WARNHINWEIS: Nicht bei gastroösophagealer Refluxkrankheit (GERD) anwenden, wenn der Reflux durch würzige Speisen und/oder Essig ausgelöst wird

ERGIBT: ca. 180 ml

- **2 Esslöffel getrockneter Rosmarin**
- **2 Esslöffel getrockneter Thymian**
- **2 Esslöffel Wasser**
- **120 ml plus 2 Esslöffel Apfelessig**
- **½ Tasse Rohhonig**

1. Rosmarin, Thymian und Wasser in einem kleinen Topf bei mittlerer bis niedriger Hitze ca. 5 Minuten unter ständigem Rühren erwärmen, bis die Kräuter das Wasser aufgesaugt haben.
2. Den Apfelessig hinzufügen und die Mischung auf kleiner Flamme köcheln lassen. Den Topf teilweise zudecken und 10 Minuten leicht weiterköcheln lassen. Dann die Herdplatte ausschalten, den Topf ganz zudecken und 10 Minuten lang auf der Platte stehen lassen.
3. Durch ein feinmaschiges Sieb in eine saubere Schüssel oder ein sauberes Einmachglas abgießen und die Kräuterrückstände wegwerfen. Den Honig einrühren, bis er weich wird und sich auflöst. Falls der Honig sich nur schwer mit dem Essig vermischen sollte, wischen Sie den Topf mit einem sauberen Handtuch aus, um restliche Kräuterrückstände zu entfernen. Anschließend die Honig-Essig-Mischung bei schwacher Hitze erwärmen, bis die beiden Zutaten sich völlig miteinander vermischt haben. Das fertige Oxymel in ein 0,5-Liter-Einmachglas mit Plastikstoffdeckel füllen und eindeutig beschriften. Bei Zimmertemperatur hält es sich bis zu 6 Monate.
4. Bei Infektionen der oberen Atemwege und produktivem Husten nach Bedarf ½ Esslöffel einnehmen.

Knoblauchtee

NUTZEN UND ANWENDUNG: Beugt nach einer Erkältung oder Grippe einer zweiten Atemwegsinfektion vor bzw. lindert diese

WARNHINWEIS: Nicht anwenden, wenn Sie blutverdünnende oder gerinnungshemmende Medikamente einnehmen oder unter Sodbrennen leiden

ERGIBT: 240 ml

- **1 große Knoblauchzehe, zerdrückt und geschält**
- **240 ml heißes Wasser**

Die zerdrückte Knoblauchzehe in Ihre Lieblingsteetasse (oder Teebecher) geben, mit heißem Wasser übergießen und mit einer Untertasse zudecken. 10–15 Minuten ziehen lassen und vor dem Trinken umrühren.

Gut zu wissen

Ihr Körper scheidet die Schwefelverbindungen aus Knoblauch und Zwiebeln über die Lungen aus. Auf diesem Weg können diese sekundären Pflanzenstoffe die Vermehrung von Bakterien in den Bronchien eindämmen. Falls Sie Knoblauchtee nicht mögen, können Sie stattdessen 1–2 rohe Knoblauchzehen in Ihren Speisezettel aufnehmen (probieren Sie zum Beispiel die Knoblauch-Gremolata in Kapitel 8!); in dieser Form hat der Knoblauch die gleiche gesundheitsfördernde Wirkung.

Königskerzentee

NUTZEN UND ANWENDUNG: Lindert Halsschmerzen, trockenen Husten und Heiserkeit

WARNHINWEIS: Nicht anwenden, wenn Sie blutverdünnende oder gerinnungshemmende Medikamente einnehmen, es sei denn, Ihr Arzt berät Sie persönlich im Hinblick auf eine sichere Anwendung

ERGIBT: 240 ml

- **1 knapper Esslöffel getrocknete Königskerzenblätter**
- **240 ml heißes Wasser**

1 Die Königskerzenblätter in einen Papierteefilter, ein großes Tee-Ei oder einen anderen Behälter zur Zubereitung von losem Tee geben und diesen in Ihre Lieblingsteetasse legen.

2 Die Blätter mit heißem Wasser übergießen und mindestens 10 Minuten ziehen lassen. Möglichst viel von dem Tee trinken, bis es Ihnen wieder besser geht.

Gut zu wissen

Königskerzentee wirkt reizlindernd und schleimlösend, befeuchtet gereiztes Gewebe, hilft beim Abhusten und eignet sich hervorragend als Zutat zu Teemischungen gegen Erkältungen, Husten und Infektionen der oberen Atemwege. Falls Sie ein würzigeres Aroma bevorzugen, fügen Sie diesem Tee ½ Esslöffel getrocknete Pfefferminzblätter hinzu. Wenn Sie den Tee vor dem Schlafengehen trinken möchten, geben Sie 1 Esslöffel getrocknete Katzenminze dazu; dann können Sie sich besser entspannen.

Lobelientinktur gegen Asthma und trockenen Husten

NUTZEN UND ANWENDUNG: Lindert Bronchospasmen und lockert die unwillkürliche Muskulatur des Brustkorbs

WARNHINWEIS: Nicht mehr als die empfohlene Menge und nicht während der Schwangerschaft einnehmen; nicht in Kombination mit Blutdrucksenkern, bronchialerweiternden Medikamenten, Beruhigungsmitteln, Psychopharmaka, Antiepileptika und blutverdünnenden oder gerinnungshemmenden Arzneimitteln einnehmen

ERGIBT: ca. 50 Anwendungen

- **1 30-ml-Flasche *Lobelia inflata*-Tinktur (ausführliche Informationen zur Anschaffung von Heilpflanzen siehe Kapitel 2)**
- **30 ml Wasser**

1 *Bestimmung Ihrer Dosis:* 5 Tropfen der Tinktur in Wasser geben, trinken und 5 Minuten abwarten, wie Sie sich fühlen. Wenn Sie das Gefühl haben, dass Ihre Atemwege dadurch freier werden, Sie leichter atmen können und sich ein bisschen entspannter fühlen – wunderbar! Dann sind 5 Tropfen eine geeignete Dosis für Sie. Falls Sie keine Wirkung spüren, nehmen Sie noch 10 Tropfen in etwas Wasser ein und warten wieder 5 Minuten ab. Wenn daraufhin die gewünschte Wirkung eintritt, sind 15 Tropfen die richtige Dosis für Sie; ansonsten nehmen Sie noch einmal 10 Tropfen. Sobald Sie eine Dosis gefunden haben, die eine entspannende Wirkung auf Ihre Atemwege hat, vermerken Sie diese auf der Flasche, damit Sie wissen, wie viel Sie von dieser Tinktur einnehmen sollen. Nehmen Sie aber niemals mehr als ½ Teelöffel oder 50 Tropfen Tinktur auf einmal. Falls Ihnen übel wird, sollten Sie die Tinktur erst nach 24 Stunden wieder einnehmen.

Lobelientinktur gegen Asthma und trockenen Husten (Fortsetzung)

2 *Anwendung:* Immer wenn Sie unter trockenem, bellendem, asthmatischem Husten leiden, nehmen Sie die in Schritt 1 ermittelte Dosis der Lobelientinktur ein. Bei Asthmasymptomen, die durch kalte Luft oder Sport ausgelöst werden, nehmen Sie vor dem Training oder bevor Sie an die kalte Luft gehen, eine Dosis, um Beschwerden vorzubeugen. Allerdings sollte eine Dosis von 1 Teelöffel der Tinktur innerhalb von 24 Stunden nicht überschritten werden, es sei denn, ein erfahrener Arzt rät Ihnen dazu.

Gut zu wissen

Die Lobelie ist auch ein wunderbares Mittel gegen Stress, Schlafstörungen und Angstzustände. Sie gilt als „Parasympathomimetikum", da sie den parasympathischen Zweig des Nervensystems aktiviert. Das parasympathische Nervensystem ist der Gegenspieler des Sympathikus; dieser versetzt uns in den Stressmodus, der die „Kampf-oder-Flucht-Reaktion" hervorruft. Lobelie dagegen bringt Sie in die richtige Verfassung, um auszuruhen, Ihr Essen zu verdauen und sich sicher und geborgen zu fühlen. Sie kann Angst und innere Anspannung lindern, ohne einschläfernd zu wirken, und eignet sich sogar als Aphrodisiakum für Menschen, die zu gestresst sind, um in die richtige Stimmung für das Liebesspiel zu kommen. Ich gebe es zu: Sie ist meine Lieblingsheilpflanze!

Lymphdrainageöl mit Kermesbeerwurzel, Rosmarin und Zitronenmelisse

NUTZEN UND ANWENDUNG: Hilft gegen Lymphstauungen, geschwollene Lymphknoten und Schmerzen bei Krankheiten

WARNHINWEIS: Nicht während der Schwangerschaft oder Stillzeit anwenden; nicht einnehmen und außer Reichweite von Kindern und Haustieren aufbewahren

ERGIBT: ca. 240 ml

- **240 ml unraffiniertes Sesamöl**
- **½ Tasse gewaschene, abgetrocknete und gehackte frische Kermesbeerwurzel**
- **20 Tropfen Rosmarinöl**
- **½ Teelöffel Zitronenmelissenöl in 10-prozentiger Verdünnung (oder 20 Tropfen unverdünntes Öl)**

1. Bereiten Sie ein Wasserbad, indem Sie einen mittelgroßen Topf 7,5–10 cm hoch mit warmem Wasser füllen und eine hitzebeständige Glasschüssel so darauf stellen, dass sie den Wasserspiegel nicht berührt. Sesamöl und Kermesbeerwurzel in die Schüssel geben und die Herdplatte auf kleiner Flamme einschalten. 2 Stunden lang bei niedriger Hitze erwärmen, alle 30 Minuten kontrollieren, ob das Öl auch nicht zu heiß wird, und bei Bedarf Wasser nachfüllen. (Dass das Öl zu heiß wird, erkennt man daran, dass sich Bläschen bilden. Dann schalten Sie die Herdplatte aus und lassen die Mischung 30 Minuten lang abkühlen, bevor Sie die Platte wieder einschalten.) Nach zweistündiger Ziehzeit lassen Sie das Ganze so lange abkühlen, bis man die Glasschüssel anfassen kann.
2. Die Mischung durch ein feinmaschiges, mit einem Seihtuch ausgekleidetes Sieb in eine kleine Schüssel oder einen Messbecher abgießen. Drücken Sie das Seihtuch mit den Händen kräftig aus, um möglichst viel von dem Kräuteröl herauszupressen. Die Kermesbeerwurzelrückstände wegwerfen; Haustiere oder Kinder könnten von ihrem Verzehr krank werden.

Lymphdrainageöl mit Kermesbeere, Rosmarin und Zitronenmelisse (Fortsetzung)

3 Die ätherischen Öle in die Sesamölinfusion geben und ein- bis zweimal umrühren. Gießen Sie das fertige Öl in ein 0,5-Liter-Einmachglas oder 2 (jeweils 120 ml fassende) Flaschen Ihrer Wahl und beschriften Sie jede Flasche mit dem deutlich sichtbaren Warnhinweis „Nicht trinken". Bei Zimmertemperatur aufbewahren und innerhalb von 1 Jahr verbrauchen.

4 Zur Anwendung tragen Sie zweimal täglich 1 Teelöffel von dem Öl auf die Körperbereiche auf, in denen viele Lymphknoten sitzen, einschließlich Hals, Achseln, Innenseite der Oberschenkel und Leistengegend (Genitalbereich aussparen). Üben Sie dabei nur ganz leichten Druck aus, da diese Bereiche sehr empfindlich sind, und verweilen Sie besonders lange bei Körperregionen, die schmerzen oder sich gestaut anfühlen.

Gut zu wissen

Bei Krankheiten kommt es zu Lymphstauungen, weil Ihr Lymphsystem dann mit Immunzellen und Abfallprodukten überschwemmt wird, die zu den betroffenen Geweben hin- bzw. wieder von ihnen wegtransportiert werden müssen. Dieses Öl kann zur Linderung des lymphatischen „Verkehrsstaus" beitragen und Ihnen helfen, sich leichter von Ihrer Erkrankung zu erholen. Um eine noch bessere Wirkung zu erzielen, schauen Sie sich ein oder zwei Videos an, um die Grundtechniken der Lymphmassage zu erlernen, und wenden Sie diese Massagegriffe beim Auftragen des Öls an.

Echinacea-Tinktur zur Stärkung des Immunsystems

NUTZEN UND ANWENDUNG: Unterstützt Ihren Körper bei der Abwehr bakterieller Infektionen

WARNHINWEIS: Bei Einnahme von Antibiotika, blutverdünnenden oder gerinnungshemmenden Medikamenten nicht einnehmen

ERGIBT: ca. 240 ml

- **¾ Tasse getrocknete *Echinacea angustifolia*- oder *Echinacea purpurea*-Wurzel**
- **720 ml 50-prozentiger Wodka**
- **Wasser**

1. Echinacea-Wurzel und Wodka in ein 0,5- oder 1-Liter-Einmachglas geben und mit einem Deckel verschließen. Kräftig schütteln. Das Glas beschriften, 4 Wochen lang auf der Küchenanrichte durchziehen lassen und einmal täglich schütteln.
2. Nach 4 Wochen ist die Tinktur fertig. Durch ein feinmaschiges Sieb in ein sauberes 0,5-Liter-Einmachglas abgießen, das Glas mit einem Deckel verschließen und mit Datum und Zutaten beschriften. Bei kühler Raumtemperatur ist die Tinktur 5 Jahre haltbar.
3. *Zur Krankheitsvorbeugung oder um einer Nasennebenhöhlenentzündung oder Bronchitis vorzubeugen, wenn Sie bereits an einer Infektion erkrankt sind:* Nehmen Sie zweimal täglich ¼ Teelöffel Tinktur in Wasser (mindestens 30 ml; wenn Sie möchten, können Sie die Tinktur aber auch mit mehr Wasser verdünnen). Beschränken Sie diese vorbeugenden Maßnahmen auf höchstens 2 Wochen.
4. *Wenn Sie an einer Nasennebenhöhlenentzündung, Harnwegsinfektion oder Bronchitis in sehr frühem Stadium leiden:* Nehmen Sie ½ Teelöffel Tinktur in Wasser ein (mindestens 30 ml; wenn Sie möchten, können Sie die Tinktur aber auch mit mehr Wasser verdünnen). Danach nehmen Sie jede Stunde ¼ Teelöffel Tinktur in Wasser, solange Sie wach sind. Trinken Sie viel Flüssigkeit und ruhen Sie sich aus, um die Wirkung der Tinktur zu verstärken.

Gut zu wissen

Echinacea eignet sich am besten für die Einnahme, wenn Sie sich überhitzt oder fiebrig fühlen; eine rote Zunge mit gelblichem Belag haben; beim Naseputzen oder Husten gelben oder grünen Schleim produzieren; und/oder der Puls an der Innenseite Ihres Handgelenks (Radialpuls) schnell und kräftig ist. Echinacea wirkt aber auch hervorragend gegen Hautinfektionen. Tragen Sie die Tinktur zwei- bis dreimal täglich direkt auf Schnitt- oder Schürfwunden, infizierte Insektenstiche oder Wunden auf, aus denen gelblicher Eiter austritt.

Kapitel 6

VERDAUUNGSSYSTEM

Etwas für eine gute Verdauung zu tun, hat große Ähnlichkeit mit der Zubereitung einer leckeren Mahlzeit: Man kann zwar schnell etwas zusammenschustern, um den Kochvorgang möglichst rasch hinter sich zu bringen; doch das Ergebnis wird sehr viel besser, wenn man in Ruhe an diese Aufgabe herangeht und dabei all seine Sinne verwöhnt. Mit einem rein mechanischen Vorgehen erreicht man nicht viel. Denn für eine gute Küche gilt genau das Gleiche wie für eine gute Verdauung: Der Genuss spielt eine wichtige Rolle.

In diesem Kapitel finden Sie Naturheilmittel zur Verbesserung und Unterstützung Ihrer Verdauung, und zwar in jeder Phase des Verdauungsprozesses. Sie werden lernen, selbst Magenbitter herzustellen, um den Gallenfluss anzuregen, damit Ihr Körper die Nährstoffe aus dem Essen so gut wie möglich aufnehmen kann. Außerdem werden Sie einfache Tees wie Mandarinenschalentee und Kardamom-Verdauungstee kennenlernen, die bei Verdauungsstörungen helfen, und erfahren, wie man mit einem Beruhigenden Eibischwurzelaufguss Säurereflux lindert. Und nicht zuletzt werden Sie lernen, wie man ein billiges, mildes Hausmittel gegen Verstopfung aus nur zwei Zutaten herstellt: Leinsamen und Wasser. Dieses Abführmittel ist so sanft, dass es sich sogar für Kinder eignet, andererseits aber so wirksam, dass es auch gegen opioidbedingte Verstopfung hilft.

Heutzutage konzentrieren gesundheitsbewusste Menschen sich viel zu sehr darauf, was sie essen sollen. Doch so wichtig gesunde Ernährung auch sein mag – Ihr Essverhalten (und Ihre Einstellung zum Essen) hat einen mindestens ebenso hohen Stellenwert. Ich hoffe, dass Sie anhand der Rezepte in diesem Kapitel lernen werden, sich für jede Mahlzeit Zeit zu nehmen und sie zu genießen. Langsames Essen, gründliches Kauen und der Genuss gesunder Nahrung in entspannter Atmosphäre sind das Fundament jeder gesunden Verdauung. Falls Sie noch mehr Unterstützung für Ihre Verdauung benötigen, werden die Naturheilmittel in diesem Kapitel Ihnen sehr weiterhelfen.

Kühlender Löwenzahn-Magenbitter

NUTZEN UND ANWENDUNG: Regt den Gallenfluss an und verbessert die Zusammensetzung des Gallensafts

WARNHINWEIS: Nicht anwenden, wenn Sie unter Blähungen, Appetitmangel, Gewichtsabnahme, Abneigung gegen kaltes Essen und kalte Getränke leiden und leicht frieren

ERGIBT: ca. 480 ml

- **⅓ Tasse getrocknete Löwenzahnwurzel**
- **⅓ Tasse Fenchelsamen**
- **⅓ Tasse getrocknete Pfefferminzblätter**
- **720 ml 50-prozentiger Wodka**

1. Die Kräuter in einem 1-Liter-Einmachglas unter Rühren miteinander vermischen.
2. Den Wodka dazugeben und mit einem Messer oder Stäbchen umrühren. Das Glas mit Datum und Zutaten beschriften, mit einem Deckel verschließen und für 24 Stunden beiseitestellen.
3. Kontrollieren Sie das Glas mit der Magenbittermischung regelmäßig. Es kann sein, dass die Zutaten mit der Zeit aufquellen, weil sie den Alkohol aufsaugen. Falls oben im Glas noch Platz ist, füllen Sie nach 24–48 Stunden weitere 120 ml Wodka nach.
4. Die Zutaten 2–3 Wochen in dem Alkohol ziehen lassen. Das Glas mehrmals pro Woche schütteln und bei Bedarf noch ein bisschen Wodka dazugießen, damit die Zutaten vollständig von dem Alkohol bedeckt bleiben.
5. Nach 3 Wochen den Magenbitter durch ein mit einem Seihtuch oder ungebleichten Papiertüchern ausgekleidetes, feinmaschiges Sieb abgießen. Mit sauberen Händen möglichst viel Alkohol aus den Kräuterrückständen herausdrücken. Den Magenbitter in ein Einmachglas füllen und mit Datum und Zutaten beschriften. Vor extremen Temperaturen geschützt und außer Reichweite von Kindern aufbewahren. Magenbitter behalten ihre volle Wirksamkeit ca. 3 Jahre lang, sind aber bis zu 5 Jahre haltbar.
6. *Zur Verbesserung der Verdauung:* Ca. 30 Minuten vor jeder Mahlzeit ¼ Teelöffel in etwas (ca. 30 ml) Wasser einnehmen.
7. *Zur Linderung von Verdauungsstörungen:* Alle 30 Minuten ½ Teelöffel einnehmen, bis die Beschwerden nachlassen.

Frische Löwenzahnblätter zur Anregung der Verdauung

NUTZEN UND ANWENDUNG: Fördern die Verdauung und regen den Appetit an

WARNHINWEIS: Keiner

ERGIBT: 1 Portion

- **3–5 rohe Löwenzahnblätter**

Löwenzahnblätter an einer Stelle pflücken, die nicht mit Pestiziden oder Herbiziden belastet ist. Die Blätter 15 Minuten vor einer Mahlzeit waschen und essen. Achten Sie darauf, sie gründlich zu kauen, um Verdauung und Gallenfluss anzuregen. Wenn Sie auf einem Spaziergang ein paar Löwenzahnpflanzen entdecken, deren Blätter Sie erst einige Stunden später verwenden möchten, legen Sie diese auf eine Serviette oder in eine kleine Schüssel; so können Sie sie bei Zimmertemperatur bis zu 12 Stunden aufbewahren. Erst kurz vor dem Verzehr waschen.

Gut zu wissen
Junge, zarte, rohe Löwenzahnblätter sind auch eine gesunde Ergänzung zu grünen Salaten: Sie brauchen sie nach der Ernte nur zu waschen, trocken zu tupfen und in Ihre Salatschüssel zu geben. Mit Goldenem Ingwerdressing (siehe Kapitel 9) beträufeln und genießen!

Wärmender Magenbitter mit Kamille und Weißdornbeeren

NUTZEN UND ANWENDUNG: Hilft gegen Verdauungsstörungen und Blähungen

WARNHINWEIS: Nicht anwenden, wenn Ihre Verdauungsbeschwerden sich durch würzige Speisen verschlimmern

ERGIBT: ca. 480 ml

- **⅓ Tasse getrocknete Kamillenblüten**
- **¼ Tasse getrocknete Weißdornbeeren**
- **120 ml Wasser**
- **1 Esslöffel geriebene Orangenschale aus biologischem Anbau**
- **1 Esslöffel frische Ingwerwurzel, gerieben**
- **1 Zimtstange**
- **720 ml 40-prozentiger weißer Rum**

1. Kamillenblüten, Weißdornbeeren und Wasser in einem kleinen Topf unter ständigem Rühren bei mittlerer Hitze zum Köcheln bringen. 6–7 Minuten köcheln lassen, bis die Beeren leicht aufgequollen sind und das ganze Wasser aufgesaugt haben.
2. Die warme, leicht feuchte Beerenmischung zusammen mit Orangenschale, Ingwerwurzel und Zimtstange in ein 1-Liter-Einmachglas geben.
3. Die Mischung mit dem Rum übergießen und umrühren. Zudecken und für 24 Stunden beiseitestellen.
4. Kontrollieren Sie das Glas mit dem Magenbittergemisch nach 24 Stunden. Vielleicht sind die Zutaten aufgequollen, da sie während der Ziehzeit den Alkohol aufgesaugt haben. Falls oben im Glas noch Platz ist, füllen Sie nach 24–48 Stunden weitere 120 ml Rum nach.
5. 2–3 Wochen ziehen lassen. Das Glas mehrmals pro Woche schütteln und bei Bedarf noch mehr Rum hinzufügen, damit die Zutaten vollständig von Alkohol bedeckt bleiben.

Wärmender Magenbitter mit Kamille und Weißdornbeeren (Fortsetzung)

6 Nach 3 Wochen den Magenbitter durch ein mit einem Seihtuch oder ungebleichten Papiertüchern ausgekleidetes, feinmaschiges Sieb abgießen. Mit sauberen Händen möglichst viel Alkohol aus den Pflanzenrückständen herausdrücken. Den Magenbitter in ein Einmachglas füllen und mit Datum und Zutaten beschriften. Vor extremen Temperaturen geschützt und außer Reichweite von Kindern aufbewahren. Magenbitter behalten ihre volle Wirksamkeit ca. 3 Jahre lang, sind aber bis zu 5 Jahre haltbar.

7 *Zur Verbesserung der Verdauung:* 30 Minuten vor jeder Mahlzeit 1 Teelöffel in etwas (ca. 30 ml) Wasser einnehmen.

8 *Zur Linderung von Verdauungsstörungen:* Alle 30 Minuten ½ Teelöffel einnehmen, bis die Beschwerden nachlassen.

Gut zu wissen

Dieser Magenbitter eignet sich am besten für Menschen mit „kalter" Konstitution, die zu Ängstlichkeit neigen, leicht frieren, unter Appetitmangel und langsamer Verdauung leiden. Er ist gut für Sie, wenn diese Beschreibung ganz oder teilweise auf Sie passt und wenn Sie Angst davor haben, wie Ihr Körper reagieren wird, falls Sie die falschen Lebensmittel essen, oder wenn Sie nach dem Essen einen aufgeblähten Leib bekommen oder noch lange unter Völlegefühl leiden.

Magenbitter mit Schokolade und Gewürzen

NUTZEN UND ANWENDUNG: Regt den Appetit an und fördert die Verdauung

WARNHINWEIS: Nicht einnehmen, wenn Sie sehr empfindlich auf Koffein reagieren oder von Schokolade Kopfschmerzen bekommen

ERGIBT: ca. 480 ml

- **⅓ Tasse Kakaobruch**
- **⅓ Tasse Kardamomkapseln**
- **1 Esslöffel geriebene Orangenschale aus biologischem Anbau**
- **720 ml 40-prozentiger weißer Rum**

1. Kakaobruch, Kardamomkapseln und Orangenschale in ein 1-Liter-Einmachglas geben.
2. Mit dem Rum übergießen und mit einem Messer oder Stäbchen umrühren. Abdecken und für 24 Stunden beiseitestellen.
3. Die Zutaten mindestens 3 Wochen in dem Alkohol ziehen lassen, das Glas mehrmals pro Woche schütteln und bei Bedarf noch ein bisschen mehr Rum hinzufügen, damit die Zutaten stets von Alkohol bedeckt sind.
4. Nach 3 Wochen den Magenbitter durch ein mit einem Seihtuch oder ungebleichten Papiertüchern ausgekleidetes feinmaschiges Sieb abgießen. Mit sauberen Händen möglichst viel Alkohol aus den Rückständen herausdrücken. Den Magenbitter in ein Einmachglas füllen und mit Datum und Zutaten beschriften. Vor extremen Temperaturen geschützt und außer Reichweite von Kindern aufbewahren. Dieser Magenbitter behält seine volle Wirksamkeit ca. 1 Jahr lang, ist aber bis zu 3 Jahre haltbar.
5. *Zur Verbesserung der Verdauung:* Ca. 30 Minuten vor jeder Mahlzeit 1 Teelöffel in etwas (ca. 30 ml) Wasser einnehmen.
6. *Zur Linderung von Verdauungsstörungen:* Alle 30 Minuten ½ Teelöffel einnehmen, bis die Beschwerden nachlassen.

Weißdornbeeren-Cooler

NUTZEN UND ANWENDUNG: Fördert die Verdauung und liefert Ihrem Körper viel Vitamin C und andere Antioxidanzien

WARNHINWEIS: Keiner

ERGIBT: ca. 720 ml

- **½ Tasse getrocknete Weißdornbeeren**
- **¼ Tasse getrocknete Hagebutten**
- **960 ml Wasser**
- **1 Esslöffel Rohhonig**
- **1 Tasse Eiswürfel**

1. Weißdornbeeren, Hagebutten und Wasser in einem mittelgroßen Topf mit schwerem Boden zum Kochen bringen. Die Hitze zurückschalten und die Mischung teilweise zugedeckt 20 Minuten köcheln lassen.
2. Den Tee durch ein feinmaschiges Sieb in einen hitzebeständigen Krug abgießen. Die Beeren-Hagebutten-Rückstände vor dem Wegwerfen kräftig ausdrücken, um möglichst viel Flüssigkeit herauszupressen. Sofort den Honig unterrühren, solange der Tee noch warm ist.
3. Die Eiswürfel hineingeben und als Eistee servieren, um bei heißem Wetter etwas für Ihre Verdauung zu tun.

Gut zu wissen
Weißdornbeeren sind nicht nur gesund für Herz und Kreislauf, sondern fördern auch die Verdauung; und Hagebutten haben einen hohen Gehalt an Antioxidanzien. Daher eignet sich dieses Getränk hervorragend für Menschen mit Risikofaktoren für Herz-Kreislauf-Erkrankungen, die ihre Verdauung optimieren und gleichzeitig etwas für Herz und Gefäße tun möchten.

Natron-Säureblocker mit Sofortwirkung

NUTZEN UND ANWENDUNG: Lindert Sodbrennen und Säurereflux, wenn man keine anderen Medikamente zur Hand hat

WARNHINWEIS: Eignet sich nicht für Menschen, die unter Bluthochdruck leiden oder sich natriumarm ernähren müssen; nicht mehr als die empfohlene Dosis einnehmen!

ERGIBT: 1 Portion

- **½ Teelöffel Natron**
- **180 ml Wasser**

Natron in das Wasser einrühren und trinken.

Gut zu wissen
Natron (Natriumhydrogencarbonat, Backnatron) hat einen alkalischen pH-Wert und sollte Säurerefluxbeschwerden innerhalb von 5–10 Minuten nach dem Trinken dieses Heilmittels lindern. Es ist ein gutes Notfallmittel, sollte aber nicht regelmäßig eingenommen werden. Zu viel Natrium kann zu Wassereinlagerungen im Körper führen und den Blutdruck erhöhen; das gilt auch für Natron.

Beruhigender Eibischwurzelaufguss

NUTZEN UND ANWENDUNG: Lindert Säurerefluxbeschwerden und bringt die Speiseröhre nach chronischer Magensäureexposition zum Abheilen

WARNHINWEIS: Andere Medikamente mindestens 1 Stunde vor (oder 4 Stunden nach) dem Trinken dieses Aufgusses einnehmen

ERGIBT: 4 Portionen

- **⅓ Tasse Eibischwurzel**
- **960 ml zimmerwarmes Wasser**

1. Die Eibischwurzel in ein 1-Liter-Einmachglas geben, das Glas mit Wasser füllen und mit einem Deckel verschließen. Schütteln oder umrühren, bis die Eibischwurzel mit Wasser getränkt ist. Bei Zimmertemperatur 4–8 Stunden oder über Nacht ziehen lassen.
2. Den blassgoldenen Aufguss durch ein Seihtuch oder einen Nussmilchbeutel abgießen, um die Flüssigkeit von den festen Eibischwurzelstücken zu trennen. Achten Sie darauf, die Wurzelstücke kräftig zu drücken, um möglichst viel von dem beruhigend wirkenden gelartigen Schleim herauszupressen. Rückstände wegwerfen.
3. Vor dem Trinken gut umrühren. Trinken Sie je nach Bedarf 1 Tasse (240 ml, oder mehr), um Sodbrennen zu lindern. Bei chronischem Säurereflux 2–4 Tassen (480–960 ml) über den Tag verteilt trinken, um die Abheilung Ihrer Speiseröhrenschleimhaut zu fördern.
4. Restlichen Aufguss in einem Behälter mit Deckel im Kühlschrank aufbewahren und innerhalb von 48 Stunden trinken. Rühren Sie gut um, bevor Sie sich eine Portion eingießen, da die wirksamen Inhaltsstoffe sich nach ein paar Stunden auf dem Boden des Glases oder Krugs absetzen.

Mandarinenschalentee

NUTZEN UND ANWENDUNG: Vor oder während der Mahlzeiten trinken, um Verdauungsstörungen vorzubeugen. Dieser Tee sorgt auch dafür, dass Sie nicht zu viel essen, und/oder lindert das Gefühl, dass Ihnen das Essen nach der Mahlzeit „wie ein Stein im Magen liegt"

WARNHINWEIS: Nur die Schale von Mandarinen aus biologischem Anbau verwenden. Nicht bei Allergie gegen Zitrusfrüchte trinken

ERGIBT: 240 ml

- **½ Teelöffel geriebene Mandarinenschale aus biologischem Anbau**
- **180 ml Wasser**

1. Die Mandarinenschale in eine Teetasse geben und mit heißem Wasser übergießen. Decken Sie die Tasse mit einer Untertasse zu, damit der Dampf nicht entweicht und die ätherischen Öle nicht verdunsten.
2. Den Tee 10–15 Minuten ziehen lassen und entweder vor oder während der Mahlzeiten langsam in kleinen Schlucken trinken.

Gut zu wissen
Die chinesische Medizin lehrt, dass verschiedene Arten von Zitrusschalen die Lebensenergie des Körpers auf unterschiedliche Weise beeinflussen; doch allen ist gemeinsam, dass sie Stagnation lindern. Achten Sie darauf, wie Sie sich fühlen, wenn Sie diesen Tee trinken! Spüren Sie eine leichte Bewegung oder ein Gefühl der Befreiung in Ihrem Körper oder Geist? Statt Mandarinenschale können Sie auch Orangen-, Clementinen-, Zitronen- oder Limettenschale verwenden. Sie sollten nur darauf achten, dass die Zitrusfrüchte aus biologischem Anbau stammen, da landwirtschaftliche Chemikalien sich selbst durch Waschen nur schwer von der Schale entfernen lassen. Sie können auch getrocknete Zitrusschalen verwenden; diese haben allerdings keine ganz so starke Wirkung.

„Schnelle Hilfe“ mit Fenchelsamen

NUTZEN UND ANWENDUNG: Sorgt für angenehmen Atem und beugt Blähungen vor

WARNHINWEIS: Keiner

ERGIBT: 1 Portion

- **2 Teelöffel Fenchelsamen**

Die Samen nach jeder Mahlzeit, die schlechten Atem, Blähungen oder Verdauungsstörungen verursachen könnte, gründlich kauen. Bei Bedarf wiederholen.

Gut zu wissen
Fenchel lindert Krämpfe der unwillkürlichen Muskulatur im Verdauungstrakt und Blähungen; daher ist er bei Verdauungsstörungen und Reizdarmbeschwerden so wirksam. Da diese positiven Wirkungen auf die im Fenchel enthaltenen ätherischen Öle zurückzuführen sind, die sich schnell zersetzen, verwenden Sie bitte Fenchelsamen, die duften und grün sind. Bewahren Sie die Samen in einem luftdicht verschlossenen Behälter vor Licht und extremen Temperaturen geschützt auf, damit sie ihre Wirksamkeit nicht verlieren.

Ingwer-Zitronen-Instanttee

NUTZEN UND ANWENDUNG: Regt die Verdauung an und beruhigt einen gereizten oder verdorbenen Magen

WARNHINWEIS: Nicht bei Einnahme blutverdünnender oder gerinnungshemmender Medikamente oder bei gastroösophagealer Refluxkrankheit (GERD) einnehmen, wenn der Reflux durch saure oder würzige Speisen ausgelöst wird

ERGIBT: 240 ml

- **¼ Teelöffel frische Ingwerwurzel, gerieben**
- **240 ml heißes Wasser**
- **1 Esslöffel frisch gepresster Zitronensaft**

1. Den Ingwer in eine Teetasse geben und mit heißem Wasser übergießen.
2. Die Teetasse mit einer Untertasse abdecken und den Ingwer 5 Minuten ziehen lassen.
3. Kurz vor dem Servieren den frisch gepressten Zitronensaft hinzufügen.

Gut zu wissen
Frischer Ingwer hat einen warmen, scharf-würzigen Geschmack und entzündungshemmende Eigenschaften. In der in diesem Rezept empfohlenen Dosis wirkt er gegen leichte Verstopfung, langsame Verdauung oder Magenbeschwerden aufgrund von zu reichlichem Essen. Er hilft aber auch hervorragend gegen Übelkeit. Da der Ingwer gerieben ist, braucht dieser Tee nicht lange zu ziehen. Wenn Sie möchten, können Sie ihn mit Honig, Ahornsirup oder einem Spritzer Orangensaft süßen.

Einfaches Apfelessig-Tonikum

NUTZEN UND ANWENDUNG: Optimiert den Blutzuckerspiegel und verbessert die Insulinempfindlichkeit

WARNHINWEIS: Nicht bei gastroösophagealer Refluxkrankheit (GERD) anwenden, wenn der Reflux durch Essig ausgelöst wird

ERGIBT: 1 Portion

- **1 Esslöffel Apfelessig**
- **240 ml Wasser**

1. Den Apfelessig in das Wasser einrühren.
2. Innerhalb von 15 Minuten das ganze Glas mit der Essig-Wasser-Mischung trinken.

Gut zu wissen

Dieses Tonikum gehört zu den Mitteln, die einem einfach zu gut erscheinen, um wahr zu sein; doch etliche wissenschaftliche Untersuchungen sprechen dafür, dass Apfelessig bei Patienten mit metabolischem Syndrom tatsächlich Insulinempfindlichkeit und Blutzuckerwerte verbessert. Es gibt kein einfacheres oder erschwinglicheres und doch wirksames Hausmittel! In Untersuchungen konnte gezeigt werden, dass Apfelessig den Nüchternblutzucker senkt, die Insulinantwort verbessert und beim Abnehmen hilft. In den Studien, die diese Vorteile gezeigt haben, nahmen die Teilnehmer viele Wochen lang mehrmals täglich 1–2 Esslöffel Apfelessig ein. Wie immer ist auch hierbei Konsequenz das Erfolgsrezept für eine optimale Wirkung!

Kräutermundwasser

NUTZEN UND ANWENDUNG: Sorgt für eine gesunde Mundflora; beugt Zahnfleischerkrankungen vor bzw. heilt diese

WARNHINWEIS: Bei Autoimmunerkrankungen und/oder negativer Reaktion auf Echinacea nicht anwenden

ERGIBT: ca. 60 Anwendungen

- **⅛ Tasse getrockneter Salbei**
- **⅛ Tasse getrocknete Schafgarbe**
- **⅛ Tasse getrocknete Ringelblumenblüten**
- **⅛ Tasse getrocknete Pfefferminzeblätter**
- **¼ Tasse getrocknete Echinaceawurzel**
- **¼ Tasse frische Wegerichblätter, verwelkt und fein gehackt (siehe Kapitel 2)**
- **720 ml (40–45-prozentiger) Wodka**
- **30 ml Wasser pro Anwendung**

1. Die Kräuter in ein 1-Liter-Einmachglas geben.
2. Mit dem Wodka übergießen. Das Glas mit einem fest sitzenden Deckel verschließen und kräftig schütteln.
3. Die Kräuter 4 Wochen lang bei Zimmertemperatur ziehen lassen. Das Glas während der Ziehzeit mindestens dreimal pro Woche (wenn möglich jeden Tag!) schütteln, damit der Wodka besser durchzieht.
4. Nach der Ziehzeit eine doppelte Schicht Seihtuch in einen Trichter legen und diesen auf ein zweites sauberes 1-Liter-Einmachglas stellen. Die Kräuter-Wodka-Mischung durch das Seihtuch gießen. Drücken Sie mit den Händen möglichst viel Flüssigkeit aus den Kräutern heraus, bevor Sie diese mitsamt dem Seihtuch wegwerfen.
5. Das fertige Konzentrat mit einem Etikett versehen und bei Zimmertemperatur außer Reichweite von Kindern aufbewahren. Das Konzentrat bewahrt sich seine volle Wirksamkeit 3 Jahre lang, kann jedoch bis zu 5 Jahre lang bedenkenlos verwendet werden.
6. Vor der Anwendung ½ Esslöffel Konzentrat mit ca. 30 ml Wasser vermischen und den Mund mindestens 1 Minute lang damit spülen. Um eine optimale Wirkung zu erzielen, wenden Sie dieses Mundwasser zweimal täglich nach dem Zähneputzen und der Reinigung Ihrer Zähne mit Zahnseide an.

Kardamom-Verdauungstee

NUTZEN UND ANWENDUNG: Lindert leichte Blähungen und Verdauungsstörungen

WARNHINWEIS: Keiner

ERGIBT: 1 Portion

- **6 grüne Kardamomkapseln**
- **1 Schwarzteebeutel Ihrer Wahl (koffeinfrei oder normal)**
- **180 ml heißes Wasser**

1. Kardamomkapseln und Teebeutel in eine Teetasse geben und mit heißem Wasser übergießen.
2. Die Teetasse mit einer Untertasse zudecken und den Tee mindestens 5 Minuten ziehen lassen.

Gut zu wissen
Die aromatischen Inhaltsstoffe von Kardamom schmecken nicht nur köstlich, sondern sind auch eine der besten Methoden, um den Magen nach einer Mahlzeit zu beruhigen. Außerdem kann dieser Tee den „Süßhunger" nach dem Essen befriedigen, wenn Sie Appetit auf eine süße Nachspeise verspüren, in Ihrem Magen aber kein Platz mehr dafür ist. Sie können diesen Tee auch mit einem Teelöffel Ahornsirup oder Honig süßen, damit er Ihren Süßhunger noch besser stillt. Auch ein Spritzer Mandelmilch passt hervorragend zum Aroma des Kardamoms.

Pfefferminz-Fenchel-Tee gegen Reizdarmsyndrom

NUTZEN UND ANWENDUNG: Hilft gegen Blähungen und andere Reizdarmbeschwerden

WARNHINWEIS: Keiner

ERGIBT: 4 Portionen

- **⅛ Tasse Fenchelsamen**
- **¼ Tasse getrocknete Pfefferminzblätter**
- **960 ml Wasser**

1. Die Fenchelsamen mit Mörser und Stößel zerkleinern oder in einen Reißverschlussbeutel geben und ein paarmal mit einem Nudelholz über den Beutel rollen. Zerdrückte Fenchelsamen und Pfefferminzblätter in ein 1-Liter-Einmachglas geben und mit heißem Wasser übergießen.
2. Das Einmachglas mit einer Untertasse abdecken, damit die aromatischen Verbindungen während der Ziehzeit nicht entweichen können. Den Tee 15 Minuten ziehen lassen.
3. Bei Bedarf abgießen und trinken. Den restlichen Tee in einem Behälter mit Deckel im Kühlschrank aufbewahren und innerhalb von 48 Stunden trinken. Man kann ihn als Eistee genießen, aber auch aufwärmen und heiß trinken.

Gut zu wissen

Dieser Tee hilft gegen die schmerzhaften Bauchkrämpfe und Blähungen, die bei manchen Formen des Reizdarmsyndroms auftreten. Wenn Sie unter Reizdarm leiden, sollten Sie am besten die Auslöser Ihrer Beschwerden herausfinden und möglichst vermeiden. Auch ein hochwertiges probiotisches Nahrungsergänzungsmittel kann helfen.

Kamille-Ringelblumen-Tee gegen Darmbeschwerden

NUTZEN UND ANWENDUNG: Lindert Blähungen und Verdauungsstörungen und repariert eine geschädigte Darmschleimhaut

WARNHINWEIS: Bei Bluthochdruck oder Einnahme von Prednison keine Süßholzwurzel einnehmen; stattdessen 1/8 Tasse zerdrückte Fenchelsamen verwenden

ERGIBT: 4 Portionen

- **1/8 Tasse getrocknete Kamillenblüten**
- **1/4 Tasse getrocknete Ringelblumenblüten**
- **1/4 Tasse getrocknete Pfefferminzblätter**
- **1 gehäufter Teelöffel getrocknete Süßholzwurzel**
- **960 ml heißes Wasser**

1. Die Kräuter in ein 1-Liter-Einmachglas geben und mit heißem Wasser übergießen.
2. Das Einmachglas mit einer Untertasse abdecken, damit die aromatischen Inhaltsstoffe während der Ziehzeit nicht entweichen können. Den Tee 20 Minuten ziehen lassen.
3. Durch ein Seihtuch oder feinmaschiges Sieb abgießen und den Tee trinken. Restlichen Tee bis zu 48 Stunden im Kühlschrank aufbewahren.

Gut zu wissen
Einen angegriffenen Darm zu heilen, erfordert zwar Geduld und Mühe, muss aber nicht unbedingt kompliziert sein. Ein sinnvoller erster Schritt dazu besteht darin, 3 Wochen lang jeden Tag 2 Portionen dieses Tees zu trinken. Meiden Sie während dieser Zeit Lebensmittel, die Ihre Beschwerden auslösen, und nehmen Sie ein hochwirksames probiotisches Nahrungsergänzungsmittel ein.

Massageöl für einen glücklichen Bauch

NUTZEN UND ANWENDUNG: Lindert Schmerzen und Spannungsgefühl im Bauch und hilft gegen leichte Verstopfung bzw. beugt dieser vor

WARNHINWEIS: Nicht während der Schwangerschaft anwenden

ERGIBT: 12 Anwendungen

- **20 Tropfen Öl der Römischen Kamille**
- **7 Tropfen Geranienöl**
- **5 Tropfen Muskatellersalbeiöl**
- **5 Tropfen Lavendelöl**
- **60 ml plus 2 Esslöffel unraffiniertes Sesamöl**

1 Die ätherischen Öle in ein sauberes Glas oder eine saubere Flasche mit einem Fassungsvermögen von mindestens 60 ml geben. Mit dem Sesamöl übergießen und kräftig schütteln, damit sich die Zutaten miteinander vermischen.

2 ½ Esslöffel von diesem Öl in Ihren Bauch einmassieren. Streichen Sie zunächst mit großen Kreisbewegungen im Uhrzeigersinn über den ganzen Bauch. Nach ein paar Minuten massieren Sie sanft Ihren Dickdarm, um ihn zur Entleerung anzuregen. Beginnen Sie mit dem absteigenden Dickdarm (auf der linken Körperseite) und massieren Sie diesen mit etwas kräftigerem Druck von unterhalb der linken Seite des Brustkorbs bis zur Oberseite des Beckens. Fahren Sie mit dem Querdarm (direkt unterhalb des Brustkorbs) fort und massieren Sie diesen von rechts nach links. Zum Schluss massieren Sie den aufsteigenden Dickdarm mit kräftigerem Druck, und zwar von der Innenseite des rechten Hüftbeins nach oben zur rechten Seite des Brustkorbs. Zum Schluss machen Sie wieder ein paar Minuten lang große Kreisbewegungen im Uhrzeigersinn über den ganzen Bauch.

Gut zu wissen

Laut ayurvedischer Überlieferung ist der Solarplexus ein Energiezentrum, das mit unserem Selbstgefühl, unserer Willensstärke und persönlichen Kraft in Zusammenhang steht. Eine Bauchmassage ist eine ausgezeichnete Methode, dieses Energiezentrum zu unterstützen und dabei gleichzeitig Spannungen zu lösen, die Atmung, Verdauung und Selbstvertrauen beeinträchtigen.

Misobrühe zur Genesung nach Durchfällen

NUTZEN UND ANWENDUNG: Diese leicht verdauliche Brühe eignet sich gut als Schonkost, wenn man nach einer Durchfallerkrankung wieder zu essen beginnt.

WARNHINWEIS: Nicht trinken, wenn die Beschwerden daraufhin wieder auftreten

ERGIBT: 1 Portion

- **½ Esslöffel unpasteurisierte Misopaste**
- **240 ml heißes Wasser**

Die unpasteurisierte Misopaste in das heiße Wasser einrühren und langsam in kleinen Schlucken trinken, da eine große Menge heißer Flüssigkeit einen Reflex auslösen kann, der zu erneutem Stuhlgang führt.

Gut zu wissen
Sobald Sie diese Brühe gut vertragen, nehmen Sie weitere milde, ballaststoffarme Lebensmittel in Ihren Speisezettel auf, bis Sie wieder normal essen können. Probieren Sie zusätzlich zu dieser Misobrühe die klassische BRAT-Diät – Bananen, Reis, Apfelmus und Toast – in Kombination mit einem Elektrolytersatzgetränk (zum Beispiel das Zitrus-Meersalz-Elektrolytgetränk in Kapitel 8) aus. Falls schwerer Durchfall über 48 Stunden lang anhält oder Sie unter starken Bauchschmerzen, Blutungen oder sehr hohem Fieber leiden, suchen Sie bitte einen Arzt auf.

Kühler Schafgarben-Himbeerblätter-Tee

NUTZEN UND ANWENDUNG: Verfestigt weichen Stuhl

WARNHINWEIS: Bei Einnahme von Diuretika, blutverdünnenden oder gerinnungshemmenden Medikamenten nicht einnehmen.

Bei Einnahme während der Schwangerschaft sollte man die Schafgarbe weglassen, da sie Gebärmutterkontraktionen auslösen kann.

ERGIBT: 1 Portion

- **2 Teelöffel getrocknete Himbeerblätter**
- **1 Teelöffel getrocknete Schafgarbe**
- **180 ml heißes Wasser**
- **3 Körner Meersalz**
- **½ Tasse Eiswürfel**

1. Himbeerblätter und Schafgarbe in ein Teesieb, Tee-Ei, einen Papierteefilter oder ein anderes Gefäß zum Aufbrühen und Abgießen von losem Tee geben. Mit heißem Wasser übergießen und 15 Minuten ziehen lassen.
2. Den Tee in eine hitzebeständige Tasse oder einen ebensolchen Teebecher abgießen. Salz und Eiswürfel dazugeben und so lange umrühren, bis das Eis sich aufgelöst hat. Der Tee sollte höchstens zimmerwarm sein.
3. Den Tee bei Bedarf ganz langsam in kleinen Schlucken trinken, um weichen Stuhl zu verfestigen.

Gut zu wissen

Himbeerblätter tragen dazu bei, schlaffes oder geschwollenes Gewebe zu straffen. Sie haben eine leicht adstringierende (zusammenziehende) Wirkung und sind ein kühlendes, nährstoffreiches Tonikum. Schafgarbe hat ähnliche aufbauende, tonisierende und adstringierende Eigenschaften wie die Himbeere, aber eine eher „wärmende" Wirkung, die diesem Tee seine Ausgewogenheit verleiht.

Leinsamen-Stuhlweichmacher

NUTZEN UND ANWENDUNG: Hilft gegen leichte bis mittelschwere Verstopfung

WARNHINWEIS: Sollte die Verstopfung trotz Anwendung dieses Mittels nach 2 Wochen immer noch anhalten, fragen Sie bitte einen Arzt um Rat.

ERGIBT: 1 Portion

- **1 Esslöffel ganze Leinsamen**
- **240 ml zimmerwarmes Wasser**

1. Die Leinsamen in ein Glas geben und mit dem Wasser übergießen.
2. Leicht umrühren, bis alle Samen mit Wasser bedeckt sind. Das Glas zudecken und auf der Küchenanrichte oder im Kühlschrank mindestens 4 Stunden (bis zu 12 Stunden) stehen lassen. Durch das Einweichen der Samen nimmt das Wasser eine gelartige Konsistenz an; dieses Gel beruhigt und „schmiert" den Dickdarm und erleichtert den Stuhlgang.
3. Vor dem Verzehr ein- bis zweimal umrühren und dann durch ein feinmaschiges Sieb, einen Nussmilchbeutel oder ein Seihtuch in ein Glas absieben. Die eingeweichten Samen können Sie bei Bedarf für ein anderes Rezept aufbewahren. Trinken Sie dieses Gel sofort und verbrauchen Sie die aufbewahrten Leinsamen innerhalb von 24 Stunden.
4. Das durch diesen Vorgang entstehende Leinsamengel ist Ihr Abführmittel. Nachdem Sie ein Glas davon getrunken haben, weichen Sie am besten gleich wieder Leinsamen für die nächste Portion ein. Trinken Sie dieses Leinsamengel zweimal täglich, bis Sie wieder regelmäßig und ohne Schwierigkeiten Stuhlgang haben.

Gut zu wissen

Leinsamengel ist der sicherste und wirksamste Stuhlweichmacher, den ich kenne. Das Gel ist mild genug für Menschen mit empfindlichem Verdauungssystem und doch so wirksam, dass man auch eine opioidbedingte Verstopfung damit bekämpfen kann. Bei leichter Verstopfung stellt sich der Stuhlgang vielleicht schon innerhalb von 8–12 Stunden nach Einnahme der ersten Dosis ein. Falls nicht, nehmen Sie das Mittel weiterhin zweimal täglich ein, bis Sie täglich zufriedenstellenden Stuhlgang haben.

Hamamelis-Schafgarben-Pads

NUTZEN UND ANWENDUNG: Lindert Schmerzen, Schwellungen und Blutungen bei Hämorrhoiden

WARNHINWEIS: Sollten die Beschwerden trotz Anwendung dieses Mittels nach 2 Wochen immer noch anhalten, fragen Sie bitte einen Arzt um Rat.

ERGIBT: ca. 30 Pads

- **¼ Tasse getrocknete Schafgarbe**
- **¼ Tasse getrocknetes Wegerichblatt**
- **360 ml alkoholfreies Hamamelisdestillat**
- **1 Packung runde Wattepads**

1. Schafgarbe, Wegerichblatt und Hamamelisdestillat in ein 0,5-Liter-Einmachglas geben und zudecken. Schütteln oder umrühren, damit die Kräuter sich mit dem Destillat vollsaugen.
2. Mindestens 2 Wochen (bis zu 4 Wochen) ziehen lassen und das Glas dabei alle 2 Tage schütteln. Bei Bedarf noch mehr Hamamelisdestillat hinzufügen, damit die Kräuter nicht aus der Flüssigkeit herausragen.
3. Nach der Ziehzeit die Flüssigkeit durch ein feinmaschiges Sieb oder Seihtuch in eine Schüssel absieben. Drücken Sie die Kräuterrückstände aus, um möglichst viel Flüssigkeit herauszupressen. In einem Glas mit Deckel im Badezimmer am besten an derselben Stelle aufbewahren wie Ihre Wattepads. Innerhalb von 6 Monaten verbrauchen.
4. Zur Anwendung tränken Sie ein Wattepad in dem Hamameliswasser und tragen es nach dem Stuhlgang (oder bei Beschwerden) auf die betroffene Stelle auf. Gebrauchte Wattepads nicht wieder in das Hamameliswasser eintauchen, da dies zu bakterieller Verunreinigung führt.

Gut zu wissen
Um eine optimale Wirkung zu erzielen, kombinieren Sie diese äußerliche Behandlung mit einer ballaststoffreichen Ernährung und dem regelmäßigen Verzehr von Leinsamen-Stuhlweichmacher (siehe Rezept in diesem Kapitel), um Ihren Stuhl weich zu erhalten. Durch Pressen beim Stuhlgang werden Hämorrhoiden sehr viel schlimmer!

Kapitel 7

EMOTIONALES GLEICHGEWICHT UND SEELISCHE GESUNDHEIT

Die Vorstellung, dass man Geist, Körper und Gefühle voneinander trennen kann, ist eine Illusion. Der Mensch ist eine untrennbare Ganzheit. Die Pflege Ihrer emotionalen und seelischen Gesundheit unterscheidet sich in keiner Weise von der Fürsorge für Ihren Körper. Da Stress ein wichtiger Risikofaktor für die meisten chronischen Krankheiten ist, sollten Sie sich unbedingt um Ihre Gedanken und Gefühle kümmern – vielleicht ist das sogar das Beste, was Sie für Ihr körperliches Wohlbefinden tun können.

Psychische und emotionale Gesundheit bedeutet nicht, ständig glücklich zu sein. Man sollte sich vielmehr um einen flexiblen Zustand der Sinnhaftigkeit und inneren Verbundenheit mit der Welt und den Menschen bemühen. Versuchen Sie ein Leben zu führen, das für Sie einen Sinn ergibt! Selbst unangenehme Gefühle erfüllen einen sinnvollen Zweck; erst wenn man in einen Zustand chronischer Überforderung, Wut, Angst oder Traurigkeit hineingerät, muss man möglicherweise etwas dagegen tun. Kräuter und Naturheilmittel können die emotionalen Auswirkungen von Stress lindern, dem Körper in Zeiten seelischen Schmerzes neue Kraft geben und Ihnen zu einem guten, erholsamen Schlaf verhelfen. Mithilfe solcher Heilmittel können Sie schwierigen Situationen mit Würde, Entschlossenheit und einer immer tieferen Verbindung zu Ihrem eigenen Herzen begegnen. In diesem Kapitel erfahren Sie, wie man mithilfe von Naturheilmitteln Trost finden, die schädlichen Auswirkungen von Stress eindämmen und etwas für seine psychische und emotionale Gesundheit tun kann.

Beruhigende Sesamölmassage

NUTZEN UND ANWENDUNG: Erdet Ihre Energie, beruhigt das Gemüt und spendet der Haut Feuchtigkeit

WARNHINWEIS: Bei Sesamallergie nicht anwenden

ERGIBT: 1 Behandlung

- **2 Esslöffel unraffiniertes Sesamöl**
- **heißes Wasser**

1. Das Sesamöl erwärmen, indem Sie es in eine 30-ml-Plastikflasche geben und diese in eine größere Tasse oder Schale mit heißem (aber nicht kochendem!) Wasser legen.
2. Wie gewohnt duschen oder baden, während sich das Sesamöl erwärmt. Die Haut mit einem Handtuch trocken tupfen. Dann massieren Sie das warme Sesamöl – bei den Zehen beginnend und mit Streichbewegungen zum Herzen hin – langsam und gründlich in jeden Zentimeter Ihrer Haut ein.
3. Sobald Sie so viel Sesamöl in Ihre Haut eingerieben haben, wie sie aufnehmen kann, tupfen Sie das überschüssige Öl ab. Verwenden Sie dazu ein altes Handtuch, da Öl Flecken hinterlassen kann.
4. Während der Wintermonate mehrmals pro Woche wiederholen. Sie können diese Selbstmassage sogar täglich durchführen, wenn Sie frieren, gestresst sind, der Erdung bedürfen oder Ihre Haut sich trocken anfühlt. Innerhalb von 24 Stunden nach einer Flugreise tut diese Massage ganz besonders gut. (Bitte beachten: Je unausgeglichener Sie sich nach Flugreisen fühlen, umso wahrscheinlicher passt dieses Massageöl gut zu Ihrem Körpertyp.)

Schlaffördernde Milch mit Muskat, Vanille und Hanfsamen

NUTZEN UND ANWENDUNG: Beruhigt das Gemüt und hilft beim Abschalten vor dem Schlafengehen

WARNHINWEIS: Muskat darf nicht in zu hohen Dosen eingenommen werden! In Mengen von mehr als 1–2 Teelöffeln ist Muskat ein Hypnotikum und Halluzinogen mit unangenehmen und potenziell gefährlichen Nebenwirkungen.

ERGIBT: 2 Portionen

- **¼ Tasse geschälte Hanfsamen**
- **480 ml Wasser**
- **½ Teelöffel Vanilleextrakt**
- **1 Medjool-Dattel, in 120 ml Wasser eingeweicht**
- **knapper ⅛ Teelöffel Meersalz**
- **¼ Teelöffel Muskat, frisch gerieben (in 2 Portionen)**

1. Alle Zutaten außer dem Muskat in einen Mixer geben und zunächst bei niedriger Geschwindigkeit und allmählich bis zu hoher Geschwindigkeit ansteigend 1–2 Minuten lang miteinander vermengen, bis eine glatte, cremige Mischung entsteht.
2. Wenn Sie ein dünnflüssiges Getränk wünschen, gießen Sie diese Milch durch ein feinmaschiges Sieb. Wenn Sie dagegen von den Ballaststoffen in den Hanfsamen und der Dattel profitieren möchten, belassen Sie dieses Getränk so, wie es ist.
3. Die fertige Milch in der Mikrowelle oder auf dem Herd bei mittlerer Hitze erwärmen, bis sie warm, aber nicht kochend heiß ist. Gleichmäßig auf zwei Tassen verteilen und über jede Tasse warmer Milch ⅛ Teelöffel Muskatpulver streuen. Dann trinken Sie den Tee und versetzen Sie sich Schluck für Schluck in einen Zustand wohliger Entspannung.

Entspannende Lavendel-Mandel-Latte

NUTZEN UND ANWENDUNG: Beruhigt Körper und Geist

WARNHINWEIS: Keiner

ERGIBT: 1 Portion

- **2 Teelöffel getrocknete Lavendelblüten**
- **120 ml heißes Wasser**
- **30 ml ungesüßte Mandelmilch, erwärmt**
- **2 Teelöffel Ahornsirup**

1. Die Lavendelblüten in einen Papierteefilter oder ein Tee-Ei legen, in einen Teebecher geben und mit heißem Wasser übergießen. Zudecken und 7 Minuten ziehen lassen, dann den Teefilter oder das Tee-Ei herausnehmen.
2. Warme Mandelmilch und Ahornsirup zu dem starken Lavendeltee in den Teebecher geben und die Milch nach Möglichkeit vorher aufschäumen. Genießen Sie den Tee an einem gemütlichen Plätzchen, damit Sie sich dabei richtig entspannen können.

Gut zu wissen

Diese Milch hat nur eine leichte entspannende Wirkung. Falls Sie unter Schlafstörungen oder Angstzuständen leiden, müssen Sie sie möglicherweise mit stärkeren Mitteln aus diesem Kapitel kombinieren, um den gewünschten Erfolg zu erzielen. Heilpflanzen mit stärkerer beruhigender Wirkung wie beispielsweise Helmkraut und Passionsblume schmecken allerdings oft bitter. Wenn Ihnen ein Tee aus solchen Pflanzen zwar hilft, aber nicht schmeckt, trinken Sie zuerst das bittere Gebräu und schlürfen Sie anschließend langsam und genussvoll diese leckere Latte, während die beruhigende Wirkung des bitteren Tees einsetzt.

Pfefferminz-Latte zum Munterwerden

NUTZEN UND ANWENDUNG: Macht wach und geistig fit, ohne Koffein oder sonstige Stimulanzien zu enthalten

WARNHINWEIS: Keiner

ERGIBT: 4 große Portionen

- **1 gehäufte Tasse getrocknete Pfefferminzblätter**
- **960 ml kochendes Wasser**
- **320 ml Sojamilch (in 4 Portionen)**

1 Die Pfefferminzblätter in ein sauberes Einmachglas geben, mit Wasser übergießen und bei Bedarf umrühren, bis alle Blätter sich mit dem Wasser vollgesaugt haben. Zugedeckt mindestens 15 Minuten ziehen lassen und dann durch ein feinmaschiges Sieb abgießen, um Pfefferminztee zu erhalten. Sie können sofort eine oder mehrere Pfefferminz-Sojamilch-Lattes zubereiten und/oder den restlichen Pfefferminztee in einem Behälter mit Deckel im Kühlschrank bis zu 48 Stunden aufbewahren.

2 Für jede Latte 180 ml Pfefferminztee mit 80 ml warmer Sojamilch in einen großen Teebecher geben. Falls Sie ein Eisgetränk bevorzugen, gehen Sie genauso vor wie in Schritt 1, kühlen Sie den Pfefferminztee, verwenden Sie kalte Sojamilch und gießen die Latte vor dem Servieren in ein Glas mit Eiswürfeln.

Gut zu wissen
Das kräftige Pfefferminzaroma hilft gegen Müdigkeit und Stagnation in Körper und Geist und gegen ein „umnebeltes" Gehirn. Ich vergleiche diesen Effekt gern mit der Wirkung von „Riechsalzen" – intensiv riechenden Substanzen, mit denen man Menschen, die kurz vor einer Ohnmacht standen, früher wiederbelebt hat.

Heiße Schokolade mit Kakao, Zimt und Cayennepfeffer

NUTZEN UND ANWENDUNG: Tröstet und hebt die Stimmung

WARNHINWEIS: Keiner

ERGIBT: 2 Portionen

- **120 ml vollfette Kokosmilch aus der Dose**
- **240 ml ungesüßte Mandelmilch**
- **¼ Tasse Kakaopulver**
- **30 ml Ahornsirup**
- **¼ Teelöffel Zimt**
- **⅛ Teelöffel Ingwerpulver**
- **⅛ Teelöffel Cayennepfeffer**
- **⅛ Teelöffel Meersalz**

1. Alle Zutaten in einen Hochgeschwindigkeitsmixer geben. (Bitte beachten: Wenn die Kokosmilch nach dem Öffnen der Dose fest erscheint, liegt das daran, dass die festen Bestandteile sich von den flüssigen getrennt und oben abgesetzt haben. Um sie wieder miteinander zu vermischen, gießen Sie den Inhalt der Dose in eine hitzebeständige Schüssel, erwärmen ihn für 20 Sekunden auf hoher Stufe in der Mikrowelle und verquirlen ihn dann so lange, bis eine glatte Mischung entstanden ist, bevor Sie die für dieses Rezept benötigte Menge abmessen.)
2. Die Zutaten ein paar Sekunden lang bei niedriger Stufe miteinander vermischen und den Mixer dann langsam auf die höchste Geschwindigkeit hoch schalten. Auf hoher Stufe 90 Sekunden lang weitermixen, bis das Kakaopulver sich völlig in der Flüssigkeit aufgelöst hat.

Heiße Schokolade mit Kakao, Zimt und Cayennepfeffer (Fortsetzung)

3 Den Kakao entweder in der Mikrowelle oder auf der Herdplatte erwärmen. Zum Erwärmen in der Mikrowelle verteilen Sie den Kakao gleichmäßig auf zwei mikrowellengeeignete Kakaobecher. Den ersten Becher in der Mikrowelle 1 Minute lang auf hoher Stufe erwärmen, herausnehmen, umrühren und dann noch einmal für 30–60 Sekunden in die Mikrowelle stellen, bis der Kakao heiß ist. Wiederholen Sie das Gleiche mit dem zweiten Becher Kakao. Zum Aufwärmen auf der Herdplatte den ganzen Kakao in einen kleinen Topf mit schwerem Boden geben und bei mittlerer Hitze unter ständigem Rühren ca. 5 Minuten erwärmen, bis er heiß ist. Auf 2 Becher verteilen und genießen.

Gut zu wissen

Kakao wird schon seit Langem mit dem Herzen in Verbindung gebracht und ist ein beliebtes Mittel gegen Kummer und Traurigkeit. In diesem Rezept regen Ingwer, Zimt und Cayennepfeffer die Durchblutung an, damit die Energie des Körpers nicht zu stagnieren beginnt, während das Fett aus der Kokosmilch erdend und tröstend wirkt. Wenn Sie auf Ihren Cholesterinspiegel achten müssen, können Sie die vollfette Kokosmilch durch Mandel- oder Sojamilch ersetzen.

Goji-Schisandrabeeren-Elixier

NUTZEN UND ANWENDUNG: Hebt die Stimmung und erhöht Ihre Widerstandsfähigkeit gegen Stress aller Art

WARNHINWEIS: Keiner

ERGIBT: etwas mehr als 240 ml; ca. 30 Portionen

- **½ Tasse getrocknete Gojibeeren**
- **½ Tasse getrocknete Schisandrabeeren**
- **knapp 240 ml Brandy**
- **½ Tasse Rohhonig**

1. Goji- und Schisandrabeeren in ein 0,5-Liter-Einmachglas geben.
2. Die Beeren zweimal mit Brandy übergießen: Geben Sie zunächst genügend Brandy in das Glas, um die Beeren zu bedecken, und damit sie sich mit dem Alkohol vollsaugen können (60–120 ml). Dann gießen Sie noch ca. 120 ml Brandy dazu, bis der Flüssigkeitspegel die Beeren um ca. 7,5 cm übersteigt.
3. Mit einem Messer oder Essstäbchen vorsichtig den Honig einrühren.
4. Das Glas beschriften und mit einem Deckel verschließen. Das Elixier 6 Wochen ziehen lassen und mehrmals pro Woche schütteln oder umrühren. Nach der Ziehzeit durch ein feinmaschiges Sieb in ein Einmachglas mit weiter Öffnung oder einen Messbecher abgießen und vor dem Wegwerfen möglichst viel Flüssigkeit aus den Beeren herausdrücken.
5. Nehmen Sie bis zu dreimal täglich bis zu ½ Esslöffel von diesem Elixier ein, um Ihre Stimmung zu heben und die negativen Auswirkungen von Stress zu bekämpfen. Sie können es unverdünnt einnehmen oder mit heißem Wasser zu einem „Instant-Tee" vermischen.

Gut zu wissen

Gojibeeren sind nahrhafte, antioxidanzienreiche, stimmungsaufhellende Früchte, die diesem Elixier sein süßes Aroma verleihen. Schisandrabeeren machen Ihren Körper widerstandsfähiger gegen physischen und emotionalen Stress. Man geht davon aus, dass sie dazu beitragen, „Energielecks" zu beheben, die ich mit gängigen Beschreibungen der Auswirkungen von chronischem emotionalem Stress assoziiere, wie beispielsweise dem Gefühl, „ausgelaugt" und „erschöpft" zu sein.

Stimmungshebender Trail-Mix

NUTZEN UND ANWENDUNG: Hilft gegen Niedergeschlagenheit und Abgeschlagenheit in der Woche vor oder während Ihrer Periode

WARNHINWEIS: Nicht essen, wenn Sie von Schokolade oder Koffein Kopfschmerzen bekommen

ERGIBT: 1 ½ Tassen (10 Portionen)

- **½ Tasse rohe Mandeln**
- **½ Tasse roher Kakaobruch**
- **½ Tasse getrocknete Gojibeeren**

Alle Zutaten in eine große Schüssel geben, vermengen und genießen!

Gut zu wissen
Durch das Ausbalancieren der Aromen verschiedener Zutaten kann man Naturheilmittel mit Wirkungen herstellen, die größer sind als die Summe ihrer Bestandteile. Dieses Prinzip gilt auch für diesen Trail-Mix! Kakaobruch und Gojibeeren enthalten stimmungsaufhellende Substanzen, gleichen sich in diesem Rezept aber trotzdem gegenseitig aus, da Kakao bitter schmeckt und die Gojibeeren ein süß-saures Aroma haben. Die nahrhaften Mandeln bilden mit ihrem neutralen Geschmack ein gutes Gegengewicht zu den stärkeren Wirkungen und kräftigeren Aromen von Kakao und Gojibeeren.

Gute-Nacht-Sirup

NUTZEN UND ANWENDUNG: Fördert ein gesundes Schlafmuster bei Menschen, die blass und abgeschlagen sind und an Blutarmut leiden

WARNHINWEIS: Nicht bei Überfunktion der Schilddrüse anwenden; Bitte beachten: Kombinieren Sie dieses Naturheilmittel nicht ohne ausdrückliche Empfehlung Ihres Arztes mit angstlösenden Medikamenten, Beruhigungs- oder Schlafmitteln.

ERGIBT: ca. 480 ml

- **¼ Tasse Ashwagandhawurzelpulver**
- **¼ Tasse getrocknete Passionsblume (nur die oberirdischen Teile verwenden)**
- **960 ml Wasser**
- **½ Tasse getrocknete Kamillenblüten**
- **1 Teelöffel Muskat, frisch gemahlen**
- **½ Tasse schwarze Melasse**
- **½ Tasse Rohhonig**

1. Ashwagandhapulver, Passionsblume und Wasser in einem mittelgroßen Topf zum Kochen bringen. Sobald die Mischung sprudelnd kocht, die Hitze zurückschalten und das Ganze 10 Minuten leicht köcheln lassen.
2. Kamillenblüten und Muskat hinzufügen. Den Topf teilweise mit einem Deckel zudecken und die Mischung weiterköcheln lassen, bis das Wasser auf die Hälfte seines ursprünglichen Volumens eingekocht ist. (Das dauert nochmals ca. 10–15 Minuten. Sie können das Flüssigkeitsvolumen messen, indem Sie ein Stäbchen in den Topf hineintauchen, bevor die Mischung zum ersten Mal aufkocht, sodass der Flüssigkeitsstand auf dem Stäbchen „markiert" ist. Wenn Sie das Gefühl haben, dass die Flüssigkeit auf die Hälfte eingekocht ist, stecken Sie das Stäbchen noch einmal hinein, um den Flüssigkeitsstand zu messen.)
3. Sobald die Flüssigkeit um die Hälfte reduziert ist, gießen Sie sie durch ein feinmaschiges Sieb in ein 1-Liter-Einmachglas ab. (Die Rückstände einschließlich der im Sieb verbliebenen Reste des Ashwagandhapulvers wegwerfen.) Melasse und Honig in das Einmachglas geben und umrühren, bis alle Zutaten sich miteinander vermischt haben. Sie können diesen Sirup bis zu 1 Monat im Kühlschrank aufbewahren.

Gute-Nacht-Sirup (Fortsetzung)

4 Zur Verbesserung Ihres Schlafs nehmen Sie 1 Esslöffel von dem Sirup zur Abendessenszeit und ca. eine Stunde vor dem Schlafengehen nochmals 1 Esslöffel ein. Sie können dieses nahrhafte Naturheilmittel bedenkenlos mit einem beruhigenden Mittel wie Helmkraut oder Passionsblumentinktur kombinieren, wenn Sie noch eine zusätzliche Einschlafhilfe benötigen.

Gut zu wissen
Schwarze Melasse wirkt durch ihren hohen Eisengehalt vorbeugend gegen Eisenmangelanämie, eine häufige Ursache für schlechte Träume und Schlaflosigkeit. Falls Sie nicht unter einer Anämie leiden und Melasse Ihnen nicht schmeckt, können Sie sie gerne durch Honig ersetzen.

Ashwagandha-Kokosmilch

NUTZEN UND ANWENDUNG: Hilft gegen Stress, wenn Sie sich sowohl müde als auch überdreht fühlen oder an einer leichten Unterfunktion der Schilddrüse leiden

WARNHINWEIS: Nicht bei Schilddrüsenüberfunktion einnehmen

ERGIBT: 1 Portion

- **180 ml Wasser**
- **60 ml vollfette Kokosmilch aus der Dose**
- **1 Teelöffel Ashwagandhawurzelpulver (*Withania somnifera*)**
- **1 Teelöffel Rohhonig**
- **¼ Teelöffel Muskat, frisch gemahlen**

1 Wasser, Kokosmilch und Ashwagandhapulver in einem kleinen Topf mit großem Durchmesser zum Kochen bringen und dann die Hitze zurückschalten. Ohne Deckel ca. 10–15 Minuten leicht köcheln lassen, bis die Flüssigkeit um die Hälfte eingekocht ist. (Je größer der Durchmesser des Topfes, umso schneller geht das.)

2 Die Mischung in einen Teebecher gießen, Honig hinzufügen und leicht umrühren, bis der Honig sich mit den anderen Zutaten vermischt hat. Mit dem Muskatpulver bestreuen und für einen tiefen, erholsamen Schlaf nach dem Abendessen trinken.

Gut zu wissen

Die meisten Adaptogene (Heilpflanzen, die die Widerstandsfähigkeit gegen körperlichen und emotionalen Stress erhöhen) haben eine anregende Wirkung und können den Schlaf stören, wenn man sie zu kurz vor dem Schlafengehen einnimmt. Ashwagandha stellt in dieser Hinsicht eine Ausnahme dar: Diese Wurzel ist das einzige Adaptogen, das schlaffördernd wirkt, und somit die ideale Heilpflanze für Menschen, die so müde und ausgelaugt sind, dass Ihnen sogar die Energie zum Einschlafen zu fehlen scheint. (Das klingt seltsam – bis man es selbst erlebt!)

Angstlösender Lavendel-Kamillentee

NUTZEN UND ANWENDUNG: Hilft gegen Angstzustände in Verbindung mit Spannungsgefühl im Bauch, Appetitverlust oder verdorbenem Magen

WARNHINWEIS: Keiner

ERGIBT: 240 ml

- **2 Teelöffel getrocknete Lavendelblüten**
- **2 Teelöffel getrocknete Kamillenblüten**
- **240 ml heißes Wasser**

1 Lavendel- und Kamillenblüten in einer kleinen Schüssel vorsichtig miteinander vermischen. Die getrockneten Blüten in einem Papierteefilter, Teesieb oder Tee-Ei in eine Tasse oder einen Teebecher geben.

2 Mit heißem Wasser übergießen, mit einer Untertasse zudecken, 10 Minuten ziehen lassen und den Tee dann langsam in kleinen Schlucken genießen. Atmen Sie dabei den Duft der Kräuter ein und achten Sie darauf, wie diese sich auf Ihren Körper und Ihr Gemüt auswirken. Das Einatmen und Schmecken und die Konzentration darauf, wie Sie sich fühlen, gehören zu dieser Medizin!

Gut zu wissen

Falls Sie nicht selbst lose Kräuter miteinander vermischen möchten: Die Firma Traditional Medicinals (www.traditionalmedicinals.com) bietet einen guten Kamillen-Lavendeltee in Teebeuteln an. Falls Sie einen handelsüblichen Tee verwenden, denken Sie daran, zwei Teebeutel pro Tasse zu verwenden, wenn Ihr Tee eine heilende Wirkung haben soll. Falls es Ihnen nur auf ein wohlschmeckendes heißes Getränk ankommt, reicht ein einzelner Beutel völlig aus.

Sirup für stressfreie Feiertage

NUTZEN UND ANWENDUNG: Beugt Feiertagsstress jeglicher Art vor oder lindert ihn

WARNHINWEIS: Wenn Sie blutverdünnende, gerinnungshemmende oder blutdrucksenkende Medikamente einnehmen, fragen Sie vor der Einnahme dieses Sirups Ihren Arzt um Rat.

ERGIBT: knapp 1,5 Liter

- **½ Tasse getrocknete Schisandrabeeren**
- **gehäufte ½ Tasse getrocknete Weißdornbeeren**
- **¼ Tasse getrocknete Hagebutten**
- **¼ Tasse grüne Kardamomkapseln**
- **5 ganze Gewürznelken**
- **1 Zimtstange**
- **7,5 cm langes Stück frische Ingwerwurzel, geschält und in Scheiben geschnitten**
- **2,9 l Wasser**
- **1 ½ Tassen Zucker**

1. Alle Zutaten außer dem Zucker in einem großen Topf zum Kochen bringen. Sobald die Flüssigkeit sprudelnd kocht, die Hitze herunterschalten und das Ganze ca. 30–40 Minuten köcheln lassen, bis die Flüssigkeit um die Hälfte eingekocht ist. (Je größer der Durchmesser des Topfes, umso schneller geht das.) Dann ist die Flüssigkeit leicht eingedickt und hat eine intensive granatrote Farbe.
2. Den Sud durch ein feinmaschiges Sieb in einen ca. 1,5 l fassenden Messbecher abgießen und die Rückstände wegwerfen. Messen Sie das Volumen der Flüssigkeit und teilen Sie dieses durch Zwei, um genau die richtige Menge an Zucker zu ermitteln. Es sollten ungefähr 1 ½ Tassen Zucker sein; aber es lohnt sich, die Menge des Suds genau abzumessen, da das Flüssigkeitsvolumen von Mal zu Mal variieren kann. Der Zucker wirkt als Konservierungsmittel; also verwenden Sie nicht weniger als in der Zutatenliste angegeben! Den Zucker hinzufügen und umrühren, bis er sich völlig aufgelöst hat. (Falls er sich nicht so leicht auflösen sollte, die Flüssigkeit in den Topf zurückgeben und bei schwacher Hitze für ein paar Minuten erwärmen.) Bewahren Sie den Sirup in einem Glas mit Deckel im Kühlschrank auf und verbrauchen Sie ihn innerhalb eines Monats.

Sirup für stressfreie Feiertage (Fortsetzung)

3 Es gibt viele Verwendungsmöglichkeiten für diesen Sirup: Sie können ihn ein- bis zweimal täglich als Stärkungsmittel einnehmen, um sich in stressigen Zeiten abzuhärten. (Dosis: 1 Teelöffel für Kinder im Alter von 6–12 Jahren; 1 Esslöffel für Erwachsene und Kinder über 12 Jahren.) Sie können damit aber auch Kräutertees süßen oder 1 Esslöffel davon in ein Glas geben und langsam 240 ml kohlensäurehaltiges Mineralwasser dazugießen, um eine Limonade herzustellen.

Gut zu wissen
Schisandrabeeren werden in der chinesischen Medizin wegen ihrer Fähigkeit geschätzt, das Gemüt zu beruhigen, den Verlust von Lebensenergie zu verhindern und den Körper widerstandsfähiger gegen Stress zu machen. Weißdornbeeren beugen dem unangenehmen Gefühl vor, dass einem das Essen „wie ein Stein im Magen liegt" (das viele Menschen kennen, nachdem sie an Feiertagen zu viel gegessen haben!) bzw. lindern dieses unangenehme Völlegefühl. Kardamom, Gewürznelken, Zimt und Ingwer verleihen diesem Sirup seine wärmende Energie und regen die Verdauung an. Außerdem erfüllt der kochende Sirup das ganze Haus mit einem himmlischen Duft!

Rosmarin-Zitronen-„Gedächtnistee“

NUTZEN UND ANWENDUNG: Verbessert Gedächtnis und Konzentrationsvermögen

WARNHINWEIS: Keiner

ERGIBT: 4 Portionen

- **4 frische Rosmarinzweige**
- **Saft von 1 Zitrone aus biologischen Anbau plus ¼ von der Zitronenschale**
- **knapp 1,5 l Wasser**
- **1 gehäufter Esslöffel Zucker**

1 Rosmarin, Zitronenschale und Wasser in einem mittelgroßen Topf zum Kochen bringen. Dann die Hitze herunterschalten, den Topf teilweise zudecken und das Ganze 20–30 Minuten leicht köcheln lassen.
2 Zitronensaft und Zucker hinzufügen.
3 Ein kleines Sieb auf Ihren Teebecher legen und mit einem Löffel 240 ml Tee durch das Sieb in den Topf geben. Sie können entweder drei weitere Töpfe Tee zubereiten, um ihn gemeinsam mit anderen Menschen zu trinken, oder den restlichen Tee in ein Einmachglas abgießen und bis zu 48 Stunden im Kühlschrank aufbewahren. Genießen Sie das erfrischende Aroma, während Sie den Tee in kleinen Schlucken trinken! Der belebende Duft ist ein wichtiger Bestandteil dieses Naturheilmittels, also genießen Sie es mit allen fünf Sinnen und denken Sie daran, beim Trinken den Duft des Tees einzuatmen.

Gut zu wissen
Dies ist ein hervorragendes Mittel für nächtliche Lernsitzungen oder Arbeitsbesprechungen, wenn Ihr Konzentrationsvermögen nachlässt, Sie aber nichts Koffeinhaltiges trinken möchten, das anschließend Ihren Schlaf stören könnte. Denn guter Schlaf ist für ein gutes Gedächtnis von entscheidender Wichtigkeit und verbessert das Lernvermögen. Wenn es draußen heiß ist, kühlen Sie diesen Tee und servieren ihn mit Eiswürfeln als Limonade.

Rosenölritual zur Öffnung des Herzens

NUTZEN UND ANWENDUNG: Weckt Ihr Mitgefühl für sich und andere Menschen

WARNHINWEIS: Keiner

ERGIBT: 1 Behandlung

- **4–5 Tropfen auf 10% mit Trägeröl verdünntes Rosenabsolue**

1. Atmen Sie ein paarmal tief durch, massieren Sie dann ein paar Tropfen des verdünnten Rosenabsolues in Ihre Herzgegend ein und achten Sie dabei auf Ihre Wahrnehmungen in dieser Körperregion. Legen Sie die Hand aufs Herz und ertasten Sie Ihren Herzschlag. Dann versuchen Sie, sich ganz intensiv auf Ihre Herzgegend zu konzentrieren, sodass Sie den Herzschlag auch in Ihrer Brust spüren können.
2. Richten Sie Ihre Aufmerksamkeit weiterhin auf Ihre Herzgegend und stellen Sie sich vor, Sie würden direkt in diesen Körperbereich hinein- und wieder ausatmen. Ich empfehle meinen Patienten immer wieder, sich an der Vorder- und Rückseite ihres Brustkorbs schöne weite Flügeltüren vorzustellen. Visualisieren Sie diese Türen (falls Ihnen das hilft, können Sie dazu die Augen schließen) und stellen Sie sich vor, Sie könnten sie so weit aufstoßen, dass Ihr Atem ungehindert hindurchfließen kann.
3. Genießen Sie den Rosenduft, während Sie weiterhin Ihren Herzschlag spüren und in die Mitte Ihres Brustkorbs hineinatmen. Um dieses Gefühl zu verstärken, vergegenwärtigen Sie sich eine Erinnerung oder ein Bild, das echte Dankbarkeit in Ihnen hervorruft. Das kann zum Beispiel eine schöne Naturlandschaft, ein Lieblingsessen oder irgendjemand in Ihrem Leben (Mensch oder Tier) sein, dem Sie vertrauen können. Spüren Sie dieses Gefühl der Dankbarkeit, während Sie weiter in Ihr Herz hineinatmen. Sobald Sie innerlich bereit sind, dieses Ritual zu beenden, schlagen Sie die Augen auf (falls Sie diese vorher geschlossen hatten) und sagen entweder laut oder in Gedanken „danke".

Neroli-Salböl gegen Depressionen

NUTZEN UND ANWENDUNG: Hilft gegen Kummer, Traurigkeit und Depressionen

WARNHINWEIS: Bei Allergie gegen Zitrusfrüchte nicht anwenden

ERGIBT: ca. 15 Anwendungen

- **¾ Esslöffel unraffiniertes Sesamöl**
- **1 ½ Teelöffel mit Trägeröl auf 10% verdünntes Neroliöl**

1 Sesam- und Neroliöl in einem 30-ml-Tropffläschchen miteinander vermischen. Die Flasche verschließen und kräftig schütteln.

2 Zur Anwendung morgens vor dem Anziehen 3–4 Tropfen Öl auf Ihren Körper auftragen und so lange einmassieren, bis Ihre Haut es aufgesaugt hat. Atmen Sie währenddessen den wohltuenden Duft des Öls ein und stellen Sie sich vor, eine liebevolle Schutzschicht auf Ihren Körper aufzutragen, die Sie den ganzen Tag über begleiten wird. Wenn Sie das Ritual des Einsalbens mit dieser Vorstellung verbinden, beziehen Sie Ihren Geist in den Heilungsprozess ein, was den Behandlungserfolg verbessert.

3 Wenn Sie keine Zeit haben, dieses Öl auf Ihren ganzen Körper aufzutragen, oder tagsüber einen zusätzlichen „Seelentröster" brauchen, massieren Sie 1–2 Tropfen Öl auf Ihre Pulspunkte oder in Ihre Herzgegend ein.

Gut zu wissen

Traurigkeit, Kummer und Depressionen gehen manchmal mit Muskelschmerzen oder anderen Schmerzen und Müdigkeit einher. Wenn Sie in Zeiten der Traurigkeit zu solchen körperlichen Symptomen neigen, können Sie statt des Sesamöls eine Johanniskrautölinfusion verwenden. Johanniskraut hat eine starke Affinität zum Nervensystem, und die äußerliche Anwendung dieses Öls kann zur Linderung Ihrer Schmerzen beitragen, ohne dass Sie dabei das Risiko von Wechselwirkungen zwischen Heilpflanzen und pharmazeutischen Produkten eingehen, das bei einer Einnahme von Johanniskraut möglicherweise bestehen würde. (Bitte beachten: Dieses Heilmittel ist kein Ersatz für eine angemessene medizinische und psychotherapeutische Behandlung!)

Helmkraut-Kudzuwurzel-Tee gegen Muskelverspannungen

NUTZEN UND ANWENDUNG: Lockert verspannte Nacken-, Schulter- und Kiefermuskulatur

WARNHINWEIS: Nicht in Kombination mit Arzneimitteln anwenden, die den Blutdruck senken oder angstlösend, muskelentspannend und/oder beruhigend wirken

ERGIBT: 240 ml

- **1 Esslöffel getrocknetes Helmkraut (*Scutellaria lateriflora*)**
- **180 ml heißes Wasser**
- **2 Teelöffel Kudzuwurzelpulver**

1. Das Helmkraut in einem Papierteefilter, Tee-Ei oder kleinen Teesiebkorb in einen Teebecher geben. 180 ml von dem heißen Wasser hinzufügen und den Tee 10 Minuten ziehen lassen, bevor Sie das Helmkraut wieder herausnehmen.
2. Das Kudzuwurzelpulver mit einem kleinen Schneebesen einrühren, bis es sich aufgelöst hat (ca. 1–2 Minuten), und den Tee sofort trinken.

Gut zu wissen
Helmkraut ist eine bitter schmeckende Pflanze aus der Familie der Lippenblütler, die besonders hilfreich ist, wenn hinter Ihrem Stress ein Gefühl der Wut oder Frustration lauert. Zu dieser Heilpflanze sollte man greifen, wenn man unter so starker innerer Anspannung leidet, dass man das Gefühl hat, gleich zu explodieren. Um eine noch stärkere Wirkung zu erzielen, trinken Sie diesen Tee vor einem stresslindernden Bad mit Salz aus dem Toten Meer (siehe Rezept auf der nächsten Seite).

Stresslinderndes Bad mit Salz aus dem Toten Meer

NUTZEN UND ANWENDUNG: Lindert Stress in Verbindung mit Muskelverspannungen im Schulter-Nacken- und oberen Rückenbereich

WARNHINWEIS: Bei Bluthochdruck, offenen Wunden oder diabetischen Geschwüren und während der Schwangerschaft nicht anwenden

ERGIBT: 1 Bad

- **2 Tassen Bittersalz**
- **1 Tasse Salz aus dem Toten Meer**
- **20 Tropfen Öl der Römischen Kamille**
- **5 Tropfen Geranienöl**
- **5 Tropfen Muskatöl**
- **1 kleines Handtuch**

1. Ein heißes (aber nicht kochend heißes) Bad einlassen und das Bittersalz und das Salz aus dem Toten Meer in dem Wasser auflösen. Die ätherischen Öle dazugeben, mit der Hand mit dem Wasser vermischen und in die Badewanne steigen.
2. Stellen Sie eine Kompresse her, indem Sie das Handtuch in dem heißen Badewasser einweichen und es sich dann um Hals und Schultern legen. Sobald sich das Tuch abgekühlt hat, tauchen Sie es wieder in die Wanne und drücken es unter Wasser ein paarmal kräftig, damit es sich wieder erwärmt und frisches Badewasser aufnimmt. Legen Sie diese Kompresse immer wieder auf Nacken und Schultern auf, solange sich das gut anfühlt (bis zu 30 Minuten).

Gut zu wissen

Bittersalz fördert die Muskelentspannung, während das Salz aus dem Toten Meer Ihre Haut verwöhnt. Die muskelentspannenden Eigenschaften der Römischen Kamille sind in Kombination mit dem Geranienöl, das die Stimmung hebt, und dem Muskatöl, das den Geist entspannt, noch wirksamer. Ergänzend zu diesem Bad können Sie entweder den Angstlösenden Lavendel-Kamillentee oder den Helmkraut-Kudzuwurzel-Tee gegen Muskelverspannungen (siehe Rezepte in diesem Kapitel) trinken.

Sonnenaufgang als Medizin

NUTZEN UND ANWENDUNG: Dieses einfache, kostenlose Naturheilmittel verleiht tagsüber Energie, stärkt das Konzentrationsvermögen, hebt die Stimmung und fördert nachts einen erholsamen Schlaf. Es hilft besonders gut gegen leichte Depressionen bei einer Schilddrüsenunterfunktion.

WARNHINWEIS: Keiner

ERGIBT: 1 Tag bessere Laune und mehr Energie

- **Sonne**

1 Gehen Sie morgens möglichst gleich bei Sonnenaufgang oder kurz danach für mindestens 20 Minuten nach draußen. Das wirkt an sonnigen und bewölkten Tagen gleichermaßen gut; den Sonnenaufgang durchs Fenster zu beobachten, bringt nicht so viel. (Im Auto dagegen reicht die Lichtexposition vermutlich aus.) Wenn Sie absolut kein Morgenmensch sind, können Sie wieder ins Bett gehen, nachdem Sie Ihre 20 Minuten draußen verbracht haben.

2 Falls es Ihnen unmöglich erscheint, schon vor Sonnenaufgang aufzustehen, tasten Sie sich langsam an dieses Ziel heran. Gehen Sie zunächst ca. eine Woche lang gleich nach dem Aufwachen für 20 Minuten nach draußen. Als Nächstes versuchen Sie 30–90 Minuten früher aufzustehen. Gehen Sie nach draußen, um sich dem Licht auszusetzen, und geben Sie sich die Erlaubnis, wieder ins Bett zu gehen, wenn Sie möchten. Je näher Sie dem Sonnenaufgang kommen, umso mehr Vorteile wird Ihnen dieses morgendliche Ritual bringen.

Gut zu wissen

Dies ist eines meiner Lieblingsheilmittel, weil es keinerlei Nebenwirkungen verursacht, nichts kostet und eine tiefgreifende Wirkung auf Körper und Geist hat: Es bringt Ihren Schlaf-wach-Rhythmus wieder in Ordnung; und dieser Rhythmus beeinflusst wiederum Hormonspiegel und Neurotransmitter, die an so ziemlich allen Vorgängen in Ihrem Körper und Ihrer Psyche beteiligt sind – von Stimmung, Schlaf und Stressreaktionen bis hin zu Stoffwechsel und Fruchtbarkeitszyklen. Morgendliches Sonnenlicht ist eines der besten Naturheilmittel für Unausgewogenheiten im Hormonhaushalt und leistet einen entscheidenden Beitrag zu meinen Behandlungserfolgen bei Patienten, die unter Schilddrüsenproblemen, Schlafstörungen oder Unfruchtbarkeit leiden.

Johanniskraut gegen Winterdepressionen

NUTZEN UND ANWENDUNG: Hilft bei leichten bis mittelschweren Depressionen, vor allem, wenn diese im Winter auftreten

WARNHINWEIS: Nicht anwenden, wenn Sie verschreibungspflichtige Medikamente einnehmen oder unter einer bipolaren Störung, einer Depression oder Wochenbettdepression leiden oder mit dem Gedanken spielen, sich oder anderen Menschen etwas anzutun

ERGIBT: Stimmungsaufhellung für ca. 3 Wochen

- **30-ml-Flasche Johanniskrauttinktur (Hypericum perforatum)**
- **30 ml Wasser pro Dosis**

1. Ermitteln Sie zunächst Ihre Dosis. Erwachsene mit einem Körpergewicht unter 65 Kilo sollten mit einer Dosis von ¼ Teelöffel zweimal täglich beginnen; Menschen mit einem Gewicht zwischen 65 und 80 Kilo können mit einer Dosis von ½ Teelöffel zweimal täglich anfangen; wer 87,5 Kilo oder mehr wiegt, beginnt mit ¾ Teelöffel zweimal täglich. Unabhängig von Ihrer Größe können Sie diese Menge bei Bedarf allmählich bis auf 1 ½ Teelöffel pro Dosis (bis zu einer Gesamtdosis von 3 Teelöffeln pro Tag) steigern.
2. Geben Sie die geeignete Dosis der Tinktur in eine kleine Menge Wasser (mindestens 30 ml, gerne auch mehr) und nehmen Sie sie entweder zu einer Mahlzeit oder unabhängig davon ein. Beginnen Sie mit dem unteren Dosisbereich und nehmen Sie die Tinktur möglichst morgens und abends ein, sofern keine Gefahr besteht, dass Sie die zweimal tägliche Einnahme vergessen. (Ansonsten können Sie morgens auch gleich die ganze Dosis einnehmen.)
3. Achten Sie darauf, wie Sie sich nach einer Woche fühlen. Wenn Sie keine große Verbesserung bemerken, erhöhen Sie die Dosis bis in den mittleren Bereich und beobachten die Wirkung eine weitere Woche lang. Falls Ihr Befinden sich danach immer noch nicht verbessert haben sollte, nehmen Sie die Höchstdosis ein. Wenn Ihre Depression sich nach dieser Woche trotz Einnahme der Höchstdosis nicht gebessert hat, sollten Sie darüber nachdenken, sich weitere Unterstützung zu suchen.

Stimmungsaufhellendes Zitronenmelissen-Salböl

NUTZEN UND ANWENDUNG: Verbessert die Stimmung, verleiht Körper und Geist neue Energie und zaubert vielleicht trotz Winterdepression ein Lächeln auf Ihre Lippen

WARNHINWEIS: Bei Allergie gegen Lippenblütler oder während der Schwangerschaft nicht anwenden

ERGIBT: eine 30-ml-Flasche (ca. 30 Anwendungen)

- **¾ Esslöffel Jojobaöl**
- **1 ½ Teelöffel auf 10% verdünntes Zitronenmelissenöl**

1 Die Öle in ein 30-ml-Tropffläschchen geben und kräftig schütteln.

2 Zur Anwendung einen Tropfer Öl auf Ihren Körper auftragen oder inhalieren, wann immer Sie sich „down" fühlen. Für eine sofortige Inhalation verreiben Sie 5 Tropfen des Salböls zwischen den Handflächen. Dann bedecken Sie Nase und Mund mit den Händen und atmen 30–90 Sekunden lang tief durch. Dank der Wärme Ihrer Handflächen wird dabei der volle Duft der Öle freigesetzt. So können Sie sich in Zeiten von Stress und Traurigkeit erst einmal um Ihr eigenes Wohlergehen kümmern, bevor Sie sich den Anforderungen des Alltags zuwenden.

Gut zu wissen

Da die Herstellung von ätherischem Zitronenmelissenöl (*Melissa officinalis*) teuer ist, wird es normalerweise in 10-prozentiger Verdünnung angeboten. Diese Verdünnung hat keinen Einfluss auf die Qualität; dadurch wird das Öl lediglich erschwinglicher und muss ein bisschen anders angewendet werden. Sie können einen Tropfen auf 10% verdünntes Zitronenmelissenöl problemlos direkt auf Ihre Pulspunkte geben; die Anwendung in einem Diffuser oder in Rezepten auf Wasserbasis sollten Sie jedoch vermeiden.

Starker Beruhigungstee mit Passionsblumen und Helmkraut

NUTZEN UND ANWENDUNG: Lindert starke Angstzustände und beruhigt das Nervensystem

WARNHINWEIS: Während der Schwangerschaft oder Stillzeit, bei Einnahme von Opioiden, Medikamenten gegen Angststörungen, Bluthochdruck oder epileptische Anfälle, Schlafmitteln und vor dem Autofahren oder Bedienen schwerer Maschinen nicht trinken

ERGIBT: 2 Portionen

- **1 gehäufter Esslöffel getrocknete Passionsblumen**
- **1 gehäufter Esslöffel getrocknetes Helmkraut**
- **1 Esslöffel getrocknete Katzenminze**
- **1 Esslöffel getrocknete Kamillenblüten**
- **480 ml heißes Wasser**

1. Die Kräuter in eine Pressstempelkanne oder Teekanne mit Siebeinsatz geben. (Wenn Sie keine Pressstempel- oder Teekanne haben, können Sie stattdessen ein Einmachglas verwenden und den Tee vor dem Trinken durch ein feinmaschiges Sieb abgießen.)
2. Die Kräuter mit heißem Wasser übergießen und zudecken. 15–20 Minuten ziehen lassen, dann abseihen und trinken. Sie sollten schon innerhalb von 10 Minuten nach dem Genuss der ersten Tasse Tee eine gewisse Linderung verspüren. Falls nicht, trinken Sie die zweite Tasse. Wenn Sie nach dem Genuss dieses Tees keinen deutlichen Rückgang Ihrer Angst bemerken, brauchen Sie entweder ein anderes Mittel oder eine höhere Dosis. Sie können bei Bedarf bedenkenlos mehrere Portionen von diesem Tee trinken.

Gut zu wissen

Angst besteht nicht nur aus sorgenvollen Gedanken, sondern ist auch ein physisches Problem. Diese Teemischung beruhigt das zentrale Nervensystem und hilft, die physischen Symptome Ihrer Angst zu lindern, sodass Sie Ihre ängstlichen Gedanken leichter im Zaum halten können. Die für diesen Tee verwendeten Heilpflanzen lindern starke Angstzustände; es besteht aber kein Risiko einer Überdosierung und auch keine Suchtgefahr wie bei Benzodiazepinen. Sie können diesen Tee also regelmäßig trinken, ohne Angst vor der Entstehung einer körperlichen Abhängigkeit haben zu müssen; doch wenn Sie öfters unter Angstzuständen leiden, ist es am besten, den Rat eines qualifizierten Therapeuten zu suchen.

Kapitel 8

FITNESS UND BEWEGLICHKEIT

Körperliche Fitness wird anhand verschiedener Kriterien beurteilt: Herz-Kreislauf-Gesundheit, Muskelkraft, Gleichgewichtssinn, Beweglichkeit und gesunder Stoffwechsel. Je fitter Sie in jedem dieser Bereiche sind, umso besser ist es um Ihre Gesundheit bestellt. Der beste Weg, etwas für Ihre Fitness zu tun, besteht darin, positive Belastungsfaktoren (zum Beispiel körperliche Aktivität) durch gesunde Ernährung und regelmäßige Ruhephasen auszugleichen. Während dieser Erholungsphasen regeneriert sich der Körper und gewinnt an Kraft. Wenn Sie Ihre Fitness verbessern möchten, müssen Sie sich einerseits körperlich fordern und Ihrem Körper andererseits das geben, was er für seine Regeneration braucht. Dieses Kapitel ersetzt zwar keine Trainingseinheiten (die kann Ihnen niemand abnehmen), enthält aber viele Naturheilmittel, die Ihren Körper mit Nährstoffen, Antioxidanzien und gesunden sekundären Pflanzenstoffen versorgen, damit Sie optimal von Ihren Erholungsphasen profitieren können.

Der Wechsel zwischen Ruhe und Bewegung ist für die Gesundheit des Herz-Kreislauf-Systems von entscheidender Bedeutung; doch auch die Ernährung spielt eine wichtige Rolle. In diesem Kapitel finden Sie einfach zuzubereitende, köstliche Rezepte mit Heilpflanzen wie Knoblauch und Weißdorn, die das Risiko für Herz-Kreislauf-Erkrankungen senken. Und da es beim Sport nicht immer ohne Verletzungen oder Unfälle abgeht, beinhaltet dieses Kapitel auch Rezepte für Muskelsalben und Einreibemittel für den Fall, dass Ihr aktiver Lebensstil hin und wieder einmal zu Prellungen oder sonstigen Blessuren führt.

Zitrus-Meersalz-Elektrolytgetränk

NUTZEN UND ANWENDUNG: Versorgt Ihren Körper bei langen Trainingssitzungen oder an sehr heißen Tagen mit Elektrolyten

WARNHINWEIS: Keiner

ERGIBT: 2 Portionen

- **240 ml frisch gepresster Zitronensaft**
- **⅛ Teelöffel feines Meersalz**
- **1 Esslöffel Ahornsirup Grad B**
- **960 ml Wasser**

Alle Zutaten in einem 1-Liter-Einmachglas miteinander verrühren. Die Mischung zum Trinken auf einzelne Gläser oder auf Wasserflaschen verteilen, die Sie mitnehmen können, um Ihren Körper unterwegs oder nach dem Sport mit Flüssigkeit zu versorgen.

Gut zu wissen
Man braucht keine modischen Sportgetränke, um die durch intensive körperliche Anstrengung oder Hitze verlorene Flüssigkeit zu ersetzen. Dieses selbst gemachte Elektrolytgetränk reicht völlig aus! Bei Bedarf können Sie die Menge der Zutaten verdoppeln, verdrei- oder vervierfachen und vor einer langen Trainingseinheit, einer Tageswanderung oder einem anderen sportlichen Ereignis, bei dem Elektrolyte verloren gehen, eine große Wasserflasche mit diesem Getränk füllen.

Kurkumapaste

NUTZEN UND ANWENDUNG: Schützt Ihre Zellen vor Schäden und lindert Entzündungsprozesse

WARNHINWEIS: Nicht einnehmen, wenn Kurkuma bei Ihnen Migräneanfälle auslöst oder wenn Sie blutverdünnende oder gerinnungshemmende Medikamente, Protonenpumpenhemmer oder andere Arzneimittel einnehmen, die die Magensäureproduktion drosseln

ERGIBT: ca. ⅓ Tasse

- **¼ Tasse Kurkumapulver**
- **½ Teelöffel gemahlener schwarzer Pfeffer**
- **120 ml Wasser**

1. Alle Zutaten in einem kleinen Topf bei niedriger bis mittlerer Hitze erwärmen und miteinander verquirlen oder verrühren, bis eine sehr dicke Paste entsteht (ca. 5 Minuten).
2. Die Kurkumapaste in ein verschließbares Glas geben. Im Kühlschrank hält sie sich bis zu 2 Wochen.
3. Zum Gebrauch aus dem Kühlschrank nehmen und bis zu zweimal täglich ¼ Teelöffel davon essen oder als Zutat für ein anderes Rezept in diesem Buch verwenden.

Gut zu wissen
Die Kombination von Kurkuma mit schwarzem Pfeffer erhöht die Bioverfügbarkeit einiger besonders wertvoller Inhaltsstoffe dieser beiden Gewürze – also lassen Sie den Pfeffer in diesem Rezept nicht weg! Falls diese Paste für Ihren Geschmack zu scharf schmeckt, vermischen Sie sie vor dem Verzehr mit ¼ Teelöffel Honig oder probieren Sie eines der vielen Rezepte mit Kurkumapaste in diesem Buch aus.

Misosuppe mit Sibirischem Ginseng

NUTZEN UND ANWENDUNG: Beschleunigt die Erholung nach dem Sport, ermöglicht ein effektiveres Training und erhöht die Widerstandsfähigkeit gegen Stress

WARNHINWEIS: Bei Einnahme blutverdünnender oder gerinnungshemmender Medikamente sollten Sie auf diese Suppe verzichten.

ERGIBT: 4 Portionen

- **1 Esslöffel Olivenöl**
- **2 Knoblauchzehen, geschält und zerdrückt**
- **⅛ Teelöffel Kurkumapulver**
- **¼ Tasse getrocknete Sibirische Ginsengwurzel (*Eleutherococcus senticosus*)**
- **7,5 cm lange frische Ingwerwurzel, geschält und in Scheiben geschnitten**
- **knapp 1,5 l Wasser**
- **240 g fester Seitentofu, gewürfelt**
- **4 knappe Esslöffel Misopaste (in 4 Portionen)**
- **1 kleines Bund Frühlingszwiebeln, gehackt**

1. Olivenöl, Knoblauch und Kurkuma in einem kleinen Topf bei mittlerer Hitze erwärmen, bis der Knoblauch Seinen Geruch zu entfalten beginnt (ca. 3–4 Minuten). In der Zwischenzeit die Ginsengwurzel auf ein Seihtuch legen und zu einem losen Bündel zusammenbinden. (Auf diese Weise brauchen Sie die Brühe hinterher nicht abzugießen; doch wenn Sie kein Seihtuch haben, können Sie diesen Schritt auch weglassen und die Brühe nach Schritt 3 einfach abseihen.)
2. Die Ingwerscheiben in den Topf geben und unter ständigem Umrühren 1–2 Minuten andünsten. Nun das Wasser und das Ginsengwurzelbündel hinzufügen. Den Topf zudecken und das Ganze sprudelnd aufkochen lassen. Dann die Hitze herunterschalten und die Brühe bei nur noch teilweise zugedecktem Topf so lange köcheln lassen, bis das Gesamtvolumen um ca. ¼ eingekocht ist (ca. 20 Minuten).
3. Das Ginsengwurzelbündel herausnehmen, den Tofu in die heiße Brühe geben und 3–4 Minuten weiter kochen, bis sich der Tofu erwärmt hat.

Misosuppe mit Sibirischem Ginseng (Fortsetzung)

4 Vor dem Servieren in jede Suppenschüssel 1 knappen Esslöffel Misopaste geben, 1 Schöpflöffel heiße (aber nicht kochende) Brühe hinzufügen und die Misopaste mit der Rückseite eines Löffels zerdrücken, damit sie sich gleichmäßig in der Brühe auflöst. Dann weiter Brühe dazugießen, bis alle 4 Suppenschüsseln voll sind (ca. 240 ml pro Schüssel) und jede Portion mit 1 gehäuften Esslöffel der gehackten frischen Frühlingszwiebeln garnieren.

Gut zu wissen
Wenn Sie an einer Sojaallergie leiden, können Sie Kichererbsen- oder Adzukibohnen-Miso verwenden, den Tofu weglassen und die Misosuppe als Brühe servieren oder stattdessen „Tofu" aus Kichererbsenmehl verwenden. Falls Sie Ihr Immunsystem stärken möchten, können Sie für dieses Rezept statt des Sibirischen Ginsengs (oder zusätzlich) Tragantwurzel verwenden.

Goldene Milch

NUTZEN UND ANWENDUNG: Steigert die Vitalität und lindert Entzündungsprozesse

WARNHINWEIS: Diese Milch nicht trinken, wenn Kurkuma bei Ihnen Migräneanfälle auslöst oder wenn Sie blutverdünnende oder gerinnungshemmende Medikamente, Protonenpumpenhemmer oder andere Arzneimittel einnehmen, die die Magensäureproduktion drosseln

ERGIBT: 1 Portion

- **240 ml ungesüßte Mandelmilch**
- **½ Teelöffel Kurkumapaste (siehe Rezept in diesem Kapitel)**

1 Die beiden Zutaten in einem kleinen Topf bei mittlerer Hitze miteinander verquirlen, bis sie durchgewärmt sind und sich gründlich miteinander vermischt haben (ca. 3 Minuten).

2 Gießen Sie die Milch in Ihre Lieblingstasse und trinken Sie so viel davon, wie Sie möchten – Ihre Gelenke werden es Ihnen danken!

Gut zu wissen

Wenn Ihnen diese goldene Milch nicht auf Anhieb schmeckt, können Sie einen Teelöffel Ahornsirup, Honig oder ein anderes Süßungsmittel dazugeben. Kurkuma hinterlässt Flecken auf Stoff; also achten Sie darauf, dass dieses Gewürz nicht mit Ihrem Lieblingskleidungsstück oder einem besonders schönen Geschirrtuch in Berührung kommt! Falls Sie versehentlich etwas davon auf Ihrer Küchenanrichte verschütten, sollten Sie es sofort wegputzen, damit es keine Flecken hinterlässt.

Knoblauch-Gremolata

NUTZEN UND ANWENDUNG: Roher Knoblauch ist gesund fürs Herz!

WARNHINWEIS: Diese Gewürzmischung nicht verwenden, wenn Sie unter Reizdarmbeschwerden leiden, die durch FODMAPs und Knoblauch ausgelöst werden

ERGIBT: 1 knappe Tasse (die Menge reicht zum Würzen eines Gerichts für 4–6 Personen aus)

- **1 kleines Bund frische glatte Petersilie, fein gehackt**
- **1 Knoblauchzehe, geschält**
- **1 Zitrone aus biologischem Anbau**

1. Die Petersilie auf einen Servierteller geben und dann die Knoblauchzehe darüber reiben. Die Zitronenschale über der Petersilie und dem Knoblauch abreiben und alle Zutaten miteinander vermischen. So entsteht eine trockene, gut streufähige Gewürzmischung.
2. Zur Verwendung die Gremolata über das noch warme Essen streuen. Diese Gewürzmischung schmeckt am besten, wenn man sie sofort verbraucht; doch in einem Behälter mit Deckel halten sich etwaige Reste im Kühlschrank bis zu 24 Stunden.

Gut zu wissen
Die Gremolata ist ein hervorragendes Beispiel dafür, wie Kräuter mit verschiedenen Aromen zusammen etwas Größeres ergeben als die Summe ihrer Teile. In diesem Rezept bildet die kühlende, aromatische Petersilie ein Gegengewicht zu dem heißen, scharfen Knoblauch. Diese Gremolata schmeckt köstlich über gedünstetem oder gebratenem Gemüse, Pastagerichten, Suppen oder Bratkartoffeln.

Drei-Adaptogen-Tinktur

NUTZEN UND ANWENDUNG: Stärkt Ihre Widerstandskraft gegen physischen und emotionalen Stress

WARNHINWEIS: Während der Schwangerschaft oder bei Einnahme von blutverdünnenden oder gerinnungshemmenden Medikamenten, Immunsuppressiva, Kortikosteroiden, Neuroleptika oder Antiepileptika nicht einnehmen

ERGIBT: ca. 360 ml

- **⅓ Tasse getrocknete Sibirische Ginsengwurzel (*Eleutherococcus senticosus*)**
- **⅓ Tasse getrocknete Ashwagandhawurzel (oder ¼ Tasse Ashwagandhapulver)**
- **⅓ Tasse getrocknete Schisandrabeeren**
- **60 ml kochendes Wasser**
- **½ Esslöffel getrocknete Süßholzwurzel**
- **7,5 cm lange frische Ingwerwurzel, geschält und fein gehackt**
- **840 ml Brandy**
- **30 ml Wasser (oder mehr) pro Dosis**

1. Ginseng, Ashwagandha und Schisandrabeeren in ein 1-Liter-Einmachglas geben.
2. Mit heißem Wasser übergießen und ein- bis zweimal mit einem Messer umrühren, bis sich alle Zutaten gleichmäßig mit dem Wasser vollgesaugt haben. 5 Minuten stehen lassen.
3. Die Süßholzwurzel und den gehackten Ingwer in das Einmachglas geben und die Mischung mit 720 ml Brandy übergießen. Das Glas mit einem Deckel verschließen und ein Etikett darauf kleben, auf dem Sie den Namen des Heilmittels, Zutaten und Datum vermerken. Über Nacht beiseitestellen.
4. Am nächsten Tag schauen Sie nach Ihrem Glas. Wenn die Zutaten so stark aufgequollen sind, dass sie mehr als die Hälfte des Flüssigkeitsvolumens aufgesaugt haben, gießen Sie weitere ca. 120 ml Brandy dazu. Lassen Sie die Tinktur mindestens 3 Wochen (bis zu 6 Wochen) lang ziehen und schütteln Sie das Glas zwischendurch mehrmals pro Woche.

Drei-Adaptogen-Tinktur (Fortsetzung)

5 Vor dem Abfüllen der Tinktur gießen Sie diese durch ein mit einem Seihtuch ausgekleidetes, feinmaschiges Sieb. Achten Sie darauf, möglichst viel Alkohol aus den Kräuterrückständen herauszudrücken! Die fertige Tinktur in Flaschen abfüllen, etikettieren und vor direkter Sonneneinstrahlung und extremen Temperaturen geschützt aufbewahren. Sie können diese Tinktur bis zu 5 Jahre lang bedenkenlos verwenden, obwohl sie nach ca. 1 Jahr allmählich an Wirksamkeit verliert.

6 Nehmen Sie jeden Morgen ½ Teelöffel von der Tinktur in Wasser (mindestens 30 ml oder bis zu einem vollen Glas, je nach Wunsch) ein.

Gut zu wissen

Adaptogene verdanken diesen Namen ihrer Fähigkeit, dem Körper bei der Anpassung an Stress zu helfen. Russische Wissenschaftler, die etwas für die Gesundheit von Elite-Kosmonauten und Olympioniken tun wollten, gehörten zu den Ersten, die nachwiesen, dass Adaptogene ungefährlich sind, positive Auswirkungen auf verschiedene Körpersysteme haben und die Widerstandsfähigkeit gegen physischen und emotionalen Stress erhöhen. Diese Tinktur enthält drei berühmte Adaptogene: Sibirischen Ginseng (auch als *Eleutherokokk bezeichnet*), Ashwagandha und Schisandrabeeren. Ingwer und Süßholzwurzel verleihen diesem Rezept seine harmonische Ausgewogenheit.

„Besser als Knoblauch"-Butter

NUTZEN UND ANWENDUNG: Durch diese Butter kommen Sie in den Genuss der herzgesunden Wirkung von rohem Knoblauch, ohne diesen in rohem Zustand verzehren zu müssen.

WARNHINWEIS: Diese Gewürzmischung nicht verwenden, wenn Sie unter gastroösophagealer Refluxkrankheit (GERD) oder Reizdarmbeschwerden leiden, die durch FODMAPs und Knoblauch ausgelöst werden

ERGIBT: ca. ½ Tasse

- **1 ganze Knoblauchknolle**
- **60 ml extra natives Olivenöl**
- **¼ Teelöffel Meersalz**

1. Den Backofen auf 160° C vorheizen.
2. Den Knoblauch schälen, fein hacken und 5 Minuten stehen lassen. Durch das Zerkleinern und die Wartezeit werden die Wirkstoffe des Knoblauchs freigesetzt, sodass sie nach dem Rösten bioverfügbar sind.
3. Gehackten Knoblauch und Olivenöl in eine mittelgroße Auflaufform geben und mit Meersalz bestreuen.
4. Die Auflaufform in den Backofen schieben und den Timer auf 10 Minuten einstellen. Fein gehackter Knoblauch brennt an, wenn man ihn unbeaufsichtigt lässt oder der Ofen zu heiß wird. Um dies zu verhindern, sollten Sie sicherheitshalber schon nach 7 Minuten nachschauen. Sobald der Knoblauch anfängt, braun zu werden, nehmen Sie die Auflaufform sofort aus dem Ofen und rühren um, bevor Sie die Mischung abkühlen lassen. Wenn der Knoblauch noch nicht braun ist, sondern eine weißlichgelbe Farbe hat, rühren Sie einmal um und rösten ihn noch 3 Minuten weiter.
5. Die Auflaufform aus dem Backofen nehmen und abkühlen lassen. In einem verschlossenen Glasgefäß können Sie diese Knoblauchbutter im Kühlschrank bis zu 3 Wochen lang aufbewahren. Nehmen Sie täglich 2 Teelöffel davon zu sich, um in den Genuss ihrer herz-kreislauf-gesunden und krebshemmenden Wirkung zu kommen. Zur Bekämpfung einer Infektion verzehren Sie bis zu 3–4 Esslöffel pro Tag (so viel Sie verkraften!).

Gut zu wissen
Diese Butter schmeckt am besten, wenn man sie als Zutat zu einem Gericht verwendet. Sie können sie zum Beispiel in eine Dosensuppe oder in Hummus einrühren, in eine Marinade für Tofu, Tempeh oder Fleisch geben, eine Ofenkartoffel damit würzen, sie auf Toast streichen oder ein schnelles, knoblauchiges Gemüsegericht damit zubereiten!

Omega-3-Browniekugeln für entspannte Muskeln

NUTZEN UND ANWENDUNG: Versorgt Ihren Körper mit Omega-3-Fettsäuren, Magnesium und Ballaststoffen

WARNHINWEIS: Nicht bei Überempfindlichkeit gegen Süßigkeiten oder Schokolade verzehren

ERGIBT: 16–24 Browniekugeln

- **1 ¼ Tassen rohe, ungesalzene Walnusshälften oder -stücke**
- **¼ Tasse geschälte Hanfsamen (Sie können stattdessen auch eine weitere ¼ Tasse Walnüsse verwenden)**
- **½ Tasse Kakaopulver**
- **⅛ Teelöffel Meersalz**
- **1 Tasse entsteinte Medjool-Datteln**

1. Walnüsse, Hanfsamen, Kakao und Salz in eine Küchenmaschine geben. Die Mischung ein paarmal pulsieren, bis die Walnüsse fein gehackt, aber nicht pulverisiert sind. Die Mischung sollte noch ein bisschen stückig sein.
2. Die entsteinten Datteln dazugeben und in der Küchenmaschine pulsieren, bis sich alle Zutaten gut miteinander vermischt haben (ca. 1–2 Minuten). Die Mischung ist fertig, wenn sie keine großen Brocken mehr enthält und an klebrige Browniekugeln erinnert.
3. Für den sofortigen Verzehr geben Sie die Browniekugeln in eine Servierschüssel. Andernfalls kleiden Sie eine Dose oder einen Plastikbehälter für Lebensmittel mit Back- oder Wachspapier aus. Formen Sie den Teig zu Browniekugeln, indem Sie jeweils ca. 1 Esslöffel der Mischung zwischen sauberen Händen rollen, bis er einer kleinen Kugel oder Trüffel ähnelt. In eine Servierschüssel oder den mit dem Papier ausgekleideten Behälter legen. Im Kühlschrank können Sie diese Browniekugeln bis zu 4 Tage lang aufbewahren und je nach Wunsch bei Zimmertemperatur oder gekühlt servieren.

Gut zu wissen

Diese Browniekugeln sind eine großartige Alternative zu weniger gesunden Leckereien, wenn Sie unter Prämenstruellem Syndrom mit Heißhungerattacken leiden. Der Kakao liefert Magnesium (das zur Entspannung der Muskulatur beiträgt) und Substanzen, die Schmerzen lindern und zur Ausschüttung von Glückshormonen im Gehirn führen. Schokolade ist ein gutes Heilmittel gegen PMS, wenn sie mit Omega-3-Fetten kombiniert wird und weder raffinierten Zucker noch Milchprodukte enthält!

Smoothie zur Erholung nach dem Training

NUTZEN UND ANWENDUNG: Liefert Ihrem Körper die Nährstoffe, die er nach einer Trainingssitzung braucht

WARNHINWEIS: Nicht bei Sojaallergie oder Einnahme von blutverdünnenden oder gerinnungshemmenden Medikamenten verzehren

ERGIBT: 1 Portion als Mahlzeitenersatz; 2 Portionen als Snack

- **½ Tasse Erdbeeren (frisch oder tiefgekühlt)**
- **½ Tasse Himbeeren (frisch oder tiefgekühlt)**
- **¾ Tasse gefrorene Bananenscheiben**
- **1 Tasse frische Babyspinatblätter**
- **2 Esslöffel geschälte Hanfsamen**
- **1 Esslöffel Chiasamen**
- **1 Esslöffel getrocknete Gojibeeren**
- **1 Medjool-Dattel, entsteint**
- **360 ml Sojamilch**
- **2,5 cm langes Stück frische Ingwerwurzel, geschält**

1. Alle Zutaten in einen Mixer geben und pürieren, bis eine glatte Mischung entsteht. Wenn Ihr Smoothie etwas dünnflüssiger sein soll, geben Sie Wasser dazu, bis er die gewünschte Konsistenz erreicht hat.
2. Reste halten sich im Kühlschrank bis zu 24 Stunden.

Gut zu wissen

Das Zeitfenster nach dem Training ist eine Chance für fitnessfördernde Ernährung, die Sportler und Bodybuilder nicht verpassen sollten. Hanfsamen und Sojamilch in diesem Smoothie versorgen die Muskulatur nach ihrer harten Arbeit mit Eiweiß und liefern gesunde Kohlenhydrate, um die Glykogenspeicher wieder aufzufüllen. Wenn Sie allergisch gegen Soja sind, ersetzen Sie die Sojamilch durch eine Mischung aus Mandelmilch und einem Messlöffel Reis- oder Hanfeiweißpulver.

Cholesterinsenkendes Müsli

NUTZEN UND ANWENDUNG: Lindert Angstzustände und senkt den Cholesterinspiegel

WARNHINWEIS: Eignet sich nicht für Menschen mit Glutenunverträglichkeit oder Sojaallergie

ERGIBT: 5 Portionen

FÜR DAS MÜSLI:

- **1 ⅔ Tassen kernige Haferflocken**
- **1 ½ Teelöffel Zimt**
- **¼ Tasse plus 1 Esslöffel Chiasamen**
- **¼ Teelöffel Meersalz**
- **¼ Tasse plus 1 Esslöffel Mandelbutter**
- **2 Esslöffel Vanilleextrakt**
- **600 ml Sojamilch**

FÜR DIE BANANEN-WALNUSS-GARNITUR (PRO PORTION):

- **½ Banane, zerdrückt**
- **¼ Tasse geröstete Walnüsse**

FÜR DIE ANTIOXIDANZIEN-GARNITUR (PRO PORTION):

- **½ Tasse Blaubeeren**
- **½ Tasse Erdbeeren, in Scheiben geschnitten**

FÜR DIE GARNITUR FÜR EIN GESUNDES HERZ (PRO PORTION):

- **2 Esslöffel Weißdorn-Gojibeeren-Marmelade (siehe Rezept in diesem Kapitel)**
- **¼ Tasse geschälte Hanfsamen**

1 *Zubereitung des Müslis*: Haferflocken, Zimt, Chiasamen und Salz in einer großen Schüssel oder einem Einmachglas miteinander vermischen. Mandelbutter, Vanilleextrakt und Sojamilch hinzufügen und mit den anderen Zutaten verrühren. Die Mischung vor dem Servieren über Nacht im Kühlschrank stehen lassen.

2 *Zum Servieren:* ¾ Tasse Müsli aus der Schüssel nehmen und mit einer der oben beschriebenen Garnituren bestreuen.

Weißdorn-Gojibeeren-Marmelade

NUTZEN UND ANWENDUNG: Sorgt für ein gesundes Herz und gute Laune

WARNHINWEIS: Nicht zu viel von dieser Marmelade essen – sie enthält ziemlich viel Zucker!

ERGIBT: ca. 1 Tasse

- **½ Tasse getrocknete Weißdornbeeren**
- **480 ml Wasser**
- **120 ml Balsamicoessig**
- **½ Tasse granulierter Rohrzucker**
- **1 Esslöffel Pfeilwurzelpulver**
- **gehäufte ½ Tasse getrocknete Gojibeeren, grob gehackt**

1. Weißdornbeeren, Wasser, Essig und Zucker in einem mittelgroßen Topf zum Kochen bringen. Dann die Hitze herunterschalten und 20 Minuten (oder bis die Mischung leicht eingedickt und um etwa ⅓ reduziert ist) köcheln lassen.
2. Den Topf vom Herd nehmen. Die Mischung durch ein feinmaschiges Sieb in eine hitzebeständige Schüssel drücken und dabei möglichst viel Flüssigkeit aus den Beeren herauspressen. Mit einem Papiertuch alle verbliebenen Feststoffe aus dem Topf wischen.
3. Die Flüssigkeit in den Topf zurückgeben und das Pfeilwurzelpulver einquirlen. Bei schwacher Hitze noch 2 Minuten (oder bis die Flüssigkeit eingedickt ist) köcheln lassen. Der Sirup ist fertig, sobald er an der Rückseite eines Löffels hängen bleibt.
4. Die Gojibeeren in den Sirup einrühren. In einem hitzefesten Glas in den Kühlschrank stellen. Dort hält sich die Marmelade ca. 1 Monat.

Gut zu wissen

Weißdorn- und Gojibeeren bringen den größten gesundheitlichen Nutzen, wenn sie ein fester Bestandteil Ihrer Ernährung sind. Mit einer Marmelade können Sie Ihrem Körper eine reichliche Menge dieser Beeren zuführen, ohne auf ein Nahrungsergänzungsmittel oder einen Tee zurückgreifen zu müssen. Obwohl diese Marmelade Zucker enthält, hat sie einen Gesundheitswert, den man bei den handelsüblichen Marmeladen und Gelees nicht findet.

Ultimatives Bittersalzbad

NUTZEN UND ANWENDUNG: Sorgt für eine tiefe Entspannung und lindert Muskelschmerzen

WARNHINWEIS: Während der Schwangerschaft oder bei unkontrolliertem Bluthochdruck nicht anwenden

ERGIBT: 1 Bad

- **2 Tassen Bittersalz**
- **1 Tasse Salz aus dem Toten Meer**
- **5 Tropfen Lavendelöl**
- **7 Tropfen Öl der Römischen Kamille**
- **5 Tropfen Öl der Echten Kamille**

1. Lassen Sie sich ein heißes (aber nicht kochend heißes) Bad ein und lösen Sie das Bittersalz und das Salz aus dem Toten Meer in dem Wasser auf. Die ätherischen Öle dazugeben und mit der Hand mit dem Wasser vermischen, bevor Sie in die Badewanne steigen.
2. 20–30 Minuten lang baden und entspannen.
3. Um eine optimale Wirkung zu erzielen, tupfen Sie Ihre Haut mit einem Handtuch trocken und verwenden anschließend Körperbutter mit weißer Schokolade und Pfefferminze (siehe Kapitel 4) oder gönnen Sie sich eine Beruhigende Sesamölmassage (siehe Kapitel 7).

Ingwer-Schafgarben-Tiefenmassageöl

NUTZEN UND ANWENDUNG: Lindert tiefe Muskelschmerzen aufgrund von Weichteilverletzungen, Überanstrengung oder Muskelkater nach dem Training

WARNHINWEIS: Nicht einnehmen oder auf verletzte Haut aufbringen

ERGIBT: gute 360 ml

- **½ Tasse getrocknete Schafgarbe**
- **ca. 15 cm lange frische Ingwerwurzel, geschält und in Scheiben geschnitten**
- **3 frische Habanero-Chilischoten (Kerne mitverwenden), längs halbiert**
- **480 ml Jojobaöl**
- **5 Tropfen Rosmarinöl**
- **5 Tropfen Muskatellersalbeiöl**
- **5 Tropfen Geranienöl**
- **5 Tropfen Öl der Römischen Kamille**

1 Schafgarbe, Ingwer, Habanero-Chilis und Jojobaöl in einem 1-Liter-Einmachglas miteinander verrühren. Das Glas mit einem Deckel verschließen und mit Datum und Zutaten beschriften. An einer sonnigen Stelle 4 Wochen ziehen lassen; das Glas dabei mehrmals pro Woche schütteln. Falls Sie nicht so lange warten möchten, können Sie diese vier Zutaten in ein Wasserbad, einen Joghurtbereiter oder Dörrautomaten geben und bei sehr schwacher Hitze ein paar Stunden ziehen lassen, bis das Öl seinen Duft zu entfalten beginnt.

2 Die fertige Mischung durch ein mit Seihtuch ausgekleidetes, feinmaschiges Sieb in ein sauberes 1-Liter-Einmachglas oder einen gläsernen Messbecher abgießen und die ätherischen Öle einrühren. Zur Aufbewahrung können Sie das fertige Massageöl entweder in das erste Einmachglas zurückgeben (nachdem Sie etwaige Kräuterrückstände mit einem Papiertuch abgewischt haben) oder in kleinere Flaschen füllen. Bei kühler Raumtemperatur aufbewahren und innerhalb von 6 Monaten verbrauchen.

Ingwer-Schafgarben-Tiefenmassageöl (Fortsetzung)

3 Zur Anwendung etwas Öl in die schmerzenden Bereiche einmassieren. Wenn Sie möchten, können Sie die betroffenen Muskeln nach dem Auftragen des Öls mit Wärme behandeln, damit das Öl tiefer eindringen kann.

Gut zu wissen
Da dieses Öl die Durchblutung fördert, kann sich Ihre Haut nach der Anwendung röten und/oder warm werden. Diese therapeutische Wirkung ist kein Grund zur Besorgnis; doch deshalb müssen Sie das Öl von empfindlichen Schleimhäuten fernhalten. Nach dem Auftragen des Öls dürfen Augen, Nase, Mund oder Genitalbereich erst nach dem Waschen mit den Händen in Berührung kommen. Falls Sie empfindliche Haut haben, testen Sie das Öl zunächst auf einer kleinen Fläche, bevor Sie es großflächiger auftragen.

Muskelentspannendes Einreibemittel

NUTZEN UND ANWENDUNG: Lindert Muskelverspannungen und in der Muskulatur gespeicherten emotionalen Stress

WARNHINWEIS: Nicht einnehmen

ERGIBT: ca. 480 ml

- **⅔ Tasse getrocknete Schneeballrinde (*Viburnum opulus*)**
- **½ Tasse getrocknete *Lobelia inflata***
- **720 ml Franzbranntwein**
- **10 Tropfen Muskatellersalbeiöl**
- **10 Tropfen Öl der Römischen Kamille**
- **5 Tropfen Geranienöl**

1. Schneeballrinde, *Lobelia inflata* und Franzbranntwein in ein 1-Liter-Einmachglas geben, mit einem Deckel verschließen und mit Datum und Zutaten beschriften. Das Glas schütteln und die Mischung auf einer sonnigen Fensterbank 4 Wochen durchziehen lassen. Mehrmals pro Woche kräftig schütteln.
2. Nach der Ziehzeit durch ein mit Seihtuch ausgekleidetes, feinmaschiges Sieb in ein zweites 1-Liter-Einmachglas oder einen 1-Liter-Messbecher mit Schnabel abgießen. Die ätherischen Öle in die Mischung einrühren.
3. Zur Aufbewahrung können Sie das fertige Einreibemittel entweder in das erste Einmachglas zurückgeben (nachdem Sie es mit einem Papiertuch abgewischt haben, um etwaige Kräuterrückstände zu entfernen) oder zur einfachen Anwendung in kleinere Sprühfläschchen füllen. Das Einreibemittel behält seine volle Wirksamkeit 1 Jahr lang, kann aber bis zu 5 Jahre lang bedenkenlos verwendet werden.
4. Vor Gebrauch schütteln. Zum Auftragen sprühen Sie das Einreibemittel entweder direkt auf die verspannten Muskeln oder tupfen es mit einem Wattebausch auf die Haut. Wenden Sie es großzügig an, um eine optimale Wirkung zu erzielen.

Gua Sha: Schabmassage mit Kokosöl

NUTZEN UND ANWENDUNG: Lindert Muskelverspannungen fast sofort

WARNHINWEIS: Bei empfindlicher Haut, offenen Wunden, Blutungs- oder Gerinnungsstörungen oder bei Einnahme blutverdünnender oder gerinnungshemmender Medikamente nicht anwenden

ERGIBT: 1 Behandlung

- **1 Esslöffel Kokosöl**
- **1 flacher Löffel (oder Münze oder Deckel)**

1. Das Kokosöl in die verspannten Bereiche einmassieren.
2. Die betroffenen Stellen mit einem sauberen Löffel oder Deckel oder einer sauberen Münze mit schnellen, festen Bewegungen „abschaben". Üben Sie dabei so viel Druck aus, dass diese Massage sich zwar intensiv, aber keinesfalls schmerzhaft anfühlt. Konzentrieren Sie sich auf den fleischigen Teil der Muskeln, kratzen Sie dabei niemals über knöcherne Erhebungen (das tut weh!) und auch nicht vorn oder seitlich über den Hals.
3. Achten Sie nach den ersten Massagestrichen auf Rötungen und violette oder rote Pünktchen (Petechien) auf der Hautoberfläche. Körperregionen, die auf diese Weise reagieren, profitieren am meisten von dieser Behandlungsmethode. Setzen Sie die Massage fort und behandeln Sie die geröteten Bereiche so weit wie möglich bis zu den Seiten hinunter. (Aber achten Sie dabei weiterhin darauf, nicht über knöcherne Erhebungen zu schaben!)
4. Nach dieser Massage werden Sie eine sofortige Schmerzlinderung in Ihrer verspannten Muskulatur verspüren. Halten Sie die behandelten Areale nach der Massage 24 Stunden lang warm und bedeckt.

Gut zu wissen
Diese Massagetechnik funktioniert nach dem Prinzip der Gegenirritation: Die durch das Schaben hervorgerufene Reizung erzeugt eine kleine, kontrollierte Entzündung, die sauerstoffreiches Blut in das Gewebe zieht, das zuvor aufgrund der Verspannung nicht richtig durchblutet worden war. Rötungen und Flecken auf der Haut können nach der Behandlung noch mehrere Tage lang sichtbar bleiben! Bitte beachten: Diese Massage kann bei gesunden Erwachsenen bedenkenlos durchgeführt werden. Bei Kindern, älteren oder chronisch kranken Menschen sollte man sie nur auf ausdrückliche ärztliche Empfehlung anwenden.

Anti-Pilz-Spray mit Teebaumöl

NUTZEN UND ANWENDUNG: Zur Vorbeugung und Linderung leichter Hautpilzinfektionen (zum Beispiel Fußpilz)

WARNHINWEIS: Nicht bei offenen Schnittwunden, diabetischen Fußgeschwüren, langsam heilenden Wunden oder im Genitalbereich anwenden; nicht einnehmen

ERGIBT: 60-ml-Flasche

- **60 ml Franzbranntwein**
- **15 Tropfen Teebaumöl**
- **60 ml fassende Sprühflasche**

1 Franzbranntwein und Teebaumöl in die Sprühflasche geben und kräftig schütteln, damit die beiden Zutaten sich miteinander vermischen. Bei kühler Raumtemperatur aufbewahren und innerhalb von 2 Monaten verbrauchen.

2 Die Mixtur auf die betroffenen Stellen aufsprühen und an der Luft trocknen lassen. Zwei- bis dreimal täglich wiederholen, bis die Pilzinfektion verschwunden ist. Halten Sie die betroffenen Stellen zwischen den Anwendungen so trocken wie möglich.

Gut zu wissen

Teebaumöl besitzt eine starke antimykotische (pilzabtötende) Wirkung; doch auch der zur Verdünnung verwendete Franzbranntwein trägt zur Wirksamkeit dieses Sprays bei. Im Gegensatz zu Trägerölen verdunstet Franzbranntwein schnell und trocknet die Haut aus. Dadurch wird dem Pilz das warme, feuchte Milieu entzogen, in dem er am besten gedeiht.

Schmerzlinderndes Einreibemittel mit Cayennepfeffer

NUTZEN UND ANWENDUNG: Lindert Schmerzen und Steifigkeit, die sich durch Wärme bessern und durch Kälte verschlimmern

WARNHINWEIS: Nicht einnehmen; nicht bei offenen Wunden, diabetischen Geschwüren oder langsam heilenden Wunden anwenden

ERGIBT: 50–75 Anwendungen

- **2 gehäufte Esslöffel Cayennepfeffer**
- **¼ gehäufte Tasse frische Rosmarinzweige**
- **15 Zentimeter lange (oder 60 Gramm schwere) frische Ingwerwurzel, geschält und in Scheiben geschnitten**
- **2 frische Habanero-Chilischoten (Kerne mitverwenden), längs halbiert**
- **480 ml Franzbranntwein**
- **20 Tropfen Muskatellersalbeiöl**

1. Alle Zutaten außer dem ätherischen Öl in ein 1-Liter-Einmachglas geben, mit einem Deckel verschließen und mit Datum und Zutaten beschriften. Gut schütteln und auf einer sonnigen Fensterbank 4 Wochen lang ziehen lassen. Mehrmals pro Woche kräftig schütteln.
2. Nach der Ziehzeit durch ein mit Seihtuch ausgekleidetes, feinmaschiges Sieb in ein zweites Einmachglas oder einen Messbecher mit Schnabel abgießen. (Der Behälter sollte mindestens 480 ml Flüssigkeit fassen.) Das Muskatellersalbeiöl in die Mischung einrühren. Zur Aufbewahrung können Sie das fertige Einreibemittel entweder in das erste Einmachglas zurückgeben oder zur einfachen Anwendung in kleinere Sprühfläschchen füllen.
3. Vor jedem Gebrauch schütteln. Zum Auftragen sprühen Sie das Einreibemittel entweder direkt auf die schmerzenden Stellen oder tupfen es mit einem Wattebausch auf die Haut.

Johanniskrautöl gegen chronische Schmerzen

NUTZEN UND ANWENDUNG: Lindert Nervenschmerzen aufgrund von Herpes zoster oder Epstein-Barr-Virusinfektionen

WARNHINWEIS: Keiner

ERGIBT: 1 Anwendung (für etwas mehr als 30 cm^2 Haut)

- **½ Teelöffel Johanniskrautöl**

Tragen Sie das Öl direkt auf die Stellen auf, an denen Sie Nervenschmerzen oder Gürtelrose-Ausschlag haben, und massieren Sie es in die Haut ein, bis es vollständig aufgenommen wurde. So oft wie nötig wiederholen.

Gut zu wissen
Hochwertiges Johanniskrautöl wird im Hochsommer aus frischen, blühenden Pflanzen hergestellt. Bei richtiger Herstellung hat das Öl eine tief rubinrote Farbe. Kaufen Sie kein Öl, das nicht aus frischen Pflanzen hergestellt wurde und nicht diese charakteristische Farbe hat, da es sonst nicht wirksam ist!

Kapitel 9

ENTGIFTUNG UND SCHADENS-BEGRENZUNG

Entgiftung ist ein Oberbegriff für die Ausscheidung von Abfallprodukten. Diese findet auf verschiedene Art und Weise statt: von sichtbaren Vorgängen wie dem Gang auf die Toilette bis hin zu unsichtbaren Prozessen, die in Leber und Nieren ablaufen. Die Entgiftung erfolgt im Rahmen unserer normalen Körperfunktionen; sie erfordert keine strengen oder strapaziösen Entschlackungskuren. Wenn Sie die Belastung Ihres Körpers durch schädliche Chemikalien in Grenzen halten und Ihren Organen die Nährstoffe liefern, die sie brauchen, läuft der physische Teil des Entgiftungsprozesses ganz von selbst ab.

Die sicherste Methode zur Förderung der Entgiftung ist auf lange Sicht gleichzeitig auch die wirksamste: Genießen Sie einfache Mahlzeiten aus ganzen Pflanzen, ohne sich bei Ihrer Ernährung allzu strenge Einschränkungen aufzuerlegen. In diesem Kapitel finden Sie Rezepte für eine gesunde, vollwertige Ernährung und ergänzende Naturheilmittel; damit können Sie Leber, Nieren, Dickdarm, Lungen und Haut mit den Nährstoffen versorgen, die sie brauchen, um ihre Aufgaben so gut wie möglich zu erfüllen. Und für Situationen, in denen Sie sich nicht ganz so optimal ernähren können, zu viel gefeiert haben oder sich schlicht und einfach unwohl fühlen, finden Sie in diesem Kapitel einfache Tipps zur Schadensbegrenzung!

Entgiftendes ayurvedisches Kitchari

NUTZEN UND ANWENDUNG: Hilft Ihrem Körper, sich von zu üppigem Essen oder Krankheiten zu erholen oder sich ein gesünderes Essverhalten anzugewöhnen

WARNHINWEIS: Eignet sich nicht für Menschen, die schon einmal unter einer Essstörung gelitten haben, oder die unter Migräneanfällen leiden, die durch Kurkuma ausgelöst werden

ERGIBT: 8 Portionen

- **1 Tasse getrocknete Mungbohnen**
- **½ Tasse Naturreis**
- **¼ Teelöffel Meersalz**
- **Wasser**
- **2 Esslöffel unraffiniertes Sesamöl**
- **2 Teelöffel Kurkumapulver**
- **1 Esslöffel Kreuzkümmelpulver**
- **1 Esslöffel Korianderpulver**
- **2 gehäufte Tassen Babyspinat**
- **½ Tasse Korianderkraut, gehackt**
- **½ kleine Zitrone, halbiert**

1. Mungbohnen, Reis und Meersalz in einen Topf geben und vollständig mit Wasser bedecken. (Der Flüssigkeitsspiegel sollte die Bohnen und den Reis um 2,5–5 cm überragen.) Zum Kochen bringen, auf schwache Hitze zurückschalten und ohne Deckel köcheln lassen, bis Reis und Bohnen weich sind, sich aber immer noch Wasser im Topf befindet.
2. Öl und Gewürze in eine Pfanne geben und bei mittlerer Hitze unter gelegentlichem Umrühren mit einem Holzlöffel erwärmen, bis die Gewürze ihren Duft zu entfalten beginnen (ca. 5 Minuten).

Entgiftendes ayurvedisches Kitchari (Fortsetzung)

3 Die Reis-Bohnen-Mischung mit einem Schaumlöffel in die Pfanne geben, ohne zu viel von dem restlichen Kochwasser mit hineinzuschöpfen. Gründlich umrühren, damit sich die Mischung mit den gerösteten Gewürzen überzieht. Den Spinat zugeben und bei mittlerer Hitze noch 5–6 Minuten kochen, bis er zusammenfällt. Den Topf vom Herd nehmen und das Gericht mit Korianderkraut und einem Spritzer frischem Zitronensaft garnieren.

4 Für eine Entgiftungskur ersetzen Sie einfach 1–3 Tage lang alle gewohnten Mahlzeiten und Snacks durch dieses Kitchari. Essen Sie genug davon, um Ihren Hunger zu stillen, und achten Sie darauf, viel Flüssigkeit zu sich zu nehmen.

Gut zu wissen

Kitchari ist eine ayurvedische Heilnahrung, mit deren Hilfe Ihr Körper sich „erholen" kann und die ihm dabei doch alle Nährstoffe liefert, die er braucht, sodass Sie keine Angst vor Heißhungerattacken oder Müdigkeit und Abgeschlagenheit zu haben brauchen.

Brokkolicremesuppe

NUTZEN UND ANWENDUNG: Trägt zur Entschlackung bei, wenn Sie unter Verstopfung, Trägheit oder Völlegefühl nach zu vielem Essen leiden

WARNHINWEIS: Diese Suppe nicht essen, wenn Sie blutverdünnende oder gerinnungshemmende Medikamente einnehmen oder wenn sich bei Ihnen ein Infekt anbahnt

ERGIBT: 6 Portionen

- **2 Esslöffel extra natives Olivenöl**
- **1 große weiße oder gelbe Zwiebel, geschält und gehackt**
- **1 große Mohrrübe, geschält und gehackt**
- **8 Knoblauchzehen, geschält und gehackt**
- **knapp 1,5 l Wasser**
- **1 Pfund Brokkoli, gehackt**
- **1 mittelgroße „Yukon Gold"-Kartoffel, abgebürstet und gewürfelt**
- **¾ Tasse Nährhefe**
- **1 Teelöffel Senfpulver**
- **4 große spatelförmige Tragantwurzelstücke**
- **1 Tasse geröstete, gesalzene Cashewnüsse (über Nacht in Wasser eingeweicht)**
- **3 Esslöffel Misopaste**
- **½ Teelöffel Meersalz**
- **Saft von 1 Zitrone**
- **⅛ Teelöffel Cayennepfeffer**
- **ca. 2 Esslöffel geräuchertes Paprikapulver (in Esslöffelportionen)**

1. Das Olivenöl in einem großen Topf bei mittlerer Hitze 2 Minuten lang erwärmen. Zwiebel und Mohrrübe dazugeben. Unter gelegentlichem Rühren ca. 5 Minuten andünsten, bis das Gemüse weich ist. Den gehackten Knoblauch hinzufügen und noch 2 Minuten dünsten.
2. Wasser, Brokkoli, Kartoffel, Hefe, Senfpulver und Tragantwurzel dazugeben, die Hitze heraufschalten und die Mischung kräftig köcheln lassen. Dann die Hitze herunterdrehen und das Ganze noch weitere 15 Minuten leicht köcheln lassen.

Brokkolicremesuppe (Fortsetzung)

3 Die Herdplatte ausschalten. Tragantwurzelstücke aus dem Topf nehmen und wegwerfen. 240 ml Suppe herausschöpfen und zusammen mit Cashewnüssen, Miso, Salz, Zitronensaft und Cayennepfeffer in einem Hochgeschwindigkeitsmixer ein paar Sekunden lang auf niedriger Stufe pürieren, dann langsam auf hohe Geschwindigkeit steigern und weiterpürieren, bis eine völlig glatte Mischung entstanden ist. (Je nach Art des Geräts dauert das ca. 2–4 Minuten).

4 Wenn Sie eine stückige Suppe bevorzugen, geben Sie die Cashew/Miso-Creme in den Topf zurück, rühren um, bis sich alles miteinander vermischt hat, und schöpfen die Suppe dann zum Servieren in Schüsseln. Bestreuen Sie jede Portion mit 1 Teelöffel geräuchertem Paprikapulver, das der Suppe noch mehr Farbe und ein noch kräftigeres Aroma verleiht.

5 Wenn Sie eine cremige Suppe bevorzugen, geben Sie die Cashew/Miso-Creme in den Topf zurück, rühren um und pürieren die Suppe portionsweise im Mixer (oder mit einem Pürierstab direkt im Topf). Die Suppe auf Schüsseln verteilen und mit je ca. 1 Teelöffel geräuchertem Paprikapulver garnieren.

Gut zu wissen

Diese leckere Suppe vereint die wichtigsten entgiftenden Nahrungsmittelarten in sich: Lauchgewächse (Zwiebeln und Knoblauch), Kohl (Brokkoli), B-Vitamine (Nährhefe) und Zitrusfrüchte (Zitrone) wirken jeweils bei unterschiedlichen Entgiftungsprozessen mit. Senfpulver aktiviert gesunde Inhaltsstoffe im Brokkoli, während Cayennepfeffer die Verdauung und Durchblutung fördert.

Frühlingshafte Spargelsuppe

NUTZEN UND ANWENDUNG: Hilft bei der Entschlackung im Frühjahr

WARNHINWEIS: Keiner

ERGIBT: 4 Portionen

- **1 Esslöffel extra natives Olivenöl**
- **1 große weiße oder gelbe Zwiebel, geschält und gehackt**
- **2 Selleriestangen, gehackt**
- **¼ Teelöffel Salz**
- **2 kleine (oder 1 große) Knoblauchzehen, geschält und gehackt**
- **1 kleine Russet-Kartoffel, geschält und gehackt**
- **3 Tassen Spargel, gehackt (5 cm lange Spitzen abschneiden und beiseitestellen)**
- **1,2 l Wasser**
- **1 Esslöffel Nährhefe**
- **⅛ Teelöffel Cayennepfeffer**
- **1 Esslöffel weiße Misopaste**
- **1 Teelöffel frisch gepresster Zitronensaft**

1. Das Öl in einem Suppentopf bei mittlerer Hitze 2 Minuten lang erwärmen. Zwiebel, Sellerie und Salz dazugeben und umrühren, bis das Gemüse sich mit dem Öl überzogen hat.
2. Das Gemüse bei mittlerer Hitze unter gelegentlichem Rühren in dem Öl anschwitzen, bis es weich und durchscheinend ist. Sobald es zu bräunen beginnt, die Hitze zurückschalten. Nach 6 Minuten den Knoblauch hinzufügen und noch 1 Minute garen lassen.
3. Kartoffel, Spargel, Wasser und Nährhefe in den Topf geben und den Cayennepfeffer über die Suppe streuen. Zum Kochen bringen und dann auf kleiner Flamme teilweise zugedeckt 20 Minuten köcheln lassen, bis die Kartoffelstücke sich leicht mit der Gabel einstechen lassen und auseinanderzufallen beginnen.
4. Den Topf vom Herd nehmen und die Suppe leicht abkühlen lassen, bevor Sie Misopaste und Zitronensaft hinzufügen. Die Suppe (wenn nötig portionsweise) in einen Mixer geben und pürieren, bis eine glatte Mischung entsteht. (Statt des Mixers können Sie auch einen Pürierstab verwenden.)

Goldenes Ingwerdressing

NUTZEN UND ANWENDUNG: Unterstützt die Leber bei der Entgiftung, wirkt Entzündungsprozessen entgegen und sorgt für eine optimale Aufnahme der Nährstoffe aus frischem grünem Salat und Gemüse

WARNHINWEIS: Bei Einnahme von blutverdünnenden oder gerinnungshemmenden Medikamenten nicht verwenden

ERGIBT: ca. 240 ml

- **60 ml Apfelessig**
- **60 ml extra natives Olivenöl**
- **60 ml geröstetes Sesamöl**
- **3 große Knoblauchzehen, geschält**
- **1 ½ Esslöffel frische Ingwerwurzel, geschält und klein geschnitten oder gerieben**
- **2 Teelöffel Kurkumapaste (siehe Kapitel 8)**
- **1 Esslöffel Misopaste**
- **2 Medjool-Datteln, entsteint**
- **Saft von 1 Limette**
- **60 ml Wasser**
- **½ Teelöffel Salz**
- **⅛ Teelöffel Cayennepfeffer**

Alle Zutaten in einem Mixer auf hoher Stufe pürieren, bis eine glatte Mischung entsteht (ca. 2–4 Minuten). Das Dressing hält sich im Kühlschrank bis zu 1 Woche lang.

Gut zu wissen
Wenn Sie dieses Dressing zu grünem Salat oder gedünstetem Gemüse reichen, haben Sie eine leckere, nahrhafte Beilage. Wenn Sie eine schnelle, erschwingliche und gesunde Mahlzeit zubereiten möchten, verwenden Sie dieses Dressing als Zutat zu einem wärmenden Eintopf aus Bohnen, Reis und Gemüse. Nehmen Sie dazu pro Portion ½ Tasse gekochten Naturreis, ½ Tasse gekochte Bohnen (oder Bohnen aus der Dose) und 1–2 Tassen gekochten oder rohen Babyspinat. Mit dem Goldenen Ingwerdressing beträufeln und mit Hanfsamen oder Sonnenblumenkernen bestreuen.

Grünkohlsalat mit Instant-Avocadodressing

NUTZEN UND ANWENDUNG: Verhilft zu regelmäßigem Stuhlgang und verbessert den Gesundheitszustand

WARNHINWEIS: Bei Einnahme blutverdünnender oder gerinnungshemmender Medikamente oder bei Reizdarmbeschwerden, die durch FODMAPs ausgelöst werden, sollten Sie auf diesen Salat verzichten.

ERGIBT: 2 Portionen

- **½ rote Zwiebel, geschält und zu dünnen Halbmonden geschnitten**
- **Saft von 1 Limette**
- **½ Teelöffel Salz**
- **1 großes Bund Grünkohl, entstielt und gehackt**
- **1 reife Avocado, entkernt und halbiert**
- **2 Esslöffel „Liquid Aminos" (flüssiges Proteinkonzentrat aus Sojabohnen; stattdessen können Sie auch Tamari oder Sojasoße verwenden)**
- **½ Tasse Hanfsamen, geschält**
- **2 Esslöffel Nährhefe**

1. Die roten Zwiebelscheiben in eine kleine Schüssel geben, mit Limettensaft beträufeln und mit Salz bestreuen. Alles miteinander vermischen und die Schüssel beiseitestellen.
2. Den Grünkohl in eine große Schüssel geben.
3. ½ Avocado würfeln und in die Schüssel mit dem Grünkohl geben. Die zweite Avocadohälfte beiseitestellen; sie wird erst zum Schluss hinzugefügt. Grünkohl und Avocadowürfel mit „Liquid Aminos" übergießen.
4. „Liquid Aminos" und Avocadowürfel mit sauberen Händen ca. 5 Minuten lang kräftig in den Grünkohl einreiben, bis dieser weich wird und zusammenfällt. Am Ende sollte der Kohl eine hellgrüne Farbe angenommen haben, weich sein und sich mit dem Dressing überzogen haben.
5. Die zweite Avocadohälfte in 2,5-cm-Würfel schneiden, in die Schüssel geben und mit den anderen Zutaten vermischen. Zum Servieren den Salat auf 2 Schüsseln verteilen und jeweils mit der Hälfte der marinierten roten Zwiebelscheiben und der Hanfsamen und Nährhefe garnieren.

Knoblauch-Kurkuma-Aufstrich

NUTZEN UND ANWENDUNG: Dank diesem Aufstrich können Sie Knoblauch und Kurkuma mit ihrer entgiftenden, krebs- und entzündungshemmenden Wirkung regelmäßig in Ihren Speisezettel aufnehmen.

WARNHINWEIS: Nicht verzehren, wenn Sie blutverdünnende oder gerinnungshemmende Medikamente einnehmen, unter Reizdarmbeschwerden leiden, die durch FODMAPs ausgelöst werden, und/oder einen dicken gelben Belag auf der Zunge haben

ERGIBT: ca. 120 ml

- **½ Tasse geröstete, gesalzene Cashewnüsse (über Nacht in Wasser eingeweicht und abgegossen)**
- **1 Esslöffel Misopaste**
- **2 Teelöffel Kurkumapaste (siehe Kapitel 8)**
- **2 Teelöffel Apfelessig**
- **½ Esslöffel italienische Gewürzmischung**
- **3 Esslöffel „Besser als Knoblauch"-Butter (siehe Kapitel 8)**
- **4 Esslöffel Wasser**

1 Cashewnüsse, Miso- und Kurkumapaste, Apfelessig, italienische Gewürzmischung, „Besser als Knoblauch"-Butter und 3 Esslöffel Wasser in einem Mixer (bei niedriger Geschwindigkeit beginnend und dann schnell auf hohe Stufe steigernd) 1 Minute lang miteinander vermischen. Zwischendurch unterbrechen und etwaige feste Bestandteile von den Seitenwänden der Mixerschüssel abkratzen. Falls die Mischung zu dick erscheint, sodass die Zutaten sich nicht so leicht miteinander vermischen, geben Sie den restlichen Esslöffel Wasser dazu.

2 Das Ganze erneut (auf niedriger Stufe beginnend und bis auf hohe Geschwindigkeit ansteigend) ca. 60–90 Sekunden lang miteinander vermischen. Überprüfen Sie die Mischung erneut und kratzen Sie an den Seitenwänden der Mixerschüssel entlang, falls es noch Cashewstücke geben sollte, die sich nicht mit den übrigen Zutaten vermischt haben. Diesen Vorgang so lange wiederholen, bis eine glatte Mischung entsteht. Der fertige Brotaufstrich hält sich im Kühlschrank bis zu 10 Tage.

Kurkuma-Cayennepfeffer-Zitronen-Drink

NUTZEN UND ANWENDUNG: Hilft gegen „umnebelten“ Kopf und Kopfschmerzen bei einem Kater und liefert der Leber die Nährstoffe, die sie braucht, um das Blut zu entgiften

WARNHINWEIS: Bei gastroösophagealer Refluxkrankheit (GERD) oder Einnahme blutverdünnender oder gerinnungshemmender Medikamente nicht anwenden

ERGIBT: 1 Portion

- **1 Knoblauchzehe, geschält**
- **½ Teelöffel Kurkumapaste (siehe Kapitel 8)**
- **Saft von 1 Zitrone**
- **⅛ Teelöffel Cayennepfeffer**
- **1 Esslöffel Apfelessig**
- **2,5 cm lange frische Ingwerwurzel, geschält und in Scheiben geschnitten**

1. Alle Zutaten in einem Hochgeschwindigkeitsmixer auf hoher Stufe 1–2 Minuten lang zu einer glatten Mischung pürieren. Wenn Ihr Mixer zu groß ist, um so kleine Mengen miteinander zu vermischen, können Sie die Menge der Zutaten verdoppeln oder 120 ml Wasser hinzufügen, um die Mischung zu verdünnen.
2. In ein Schnapsglas geben und sofort trinken. Vorsicht: Dieser „Schnaps“ schmeckt sauer, kräftig und würzig! Anschließend mit viel Wasser oder dem Zitrus-Meersalz-Elektrolytgetränk (siehe Kapitel 8) nachspülen.

Gut zu wissen
Wenn Sie ein noch etwas schärferes Getränk verkraften können, erhöhen Sie die Menge des Ingwers und/oder Cayennepfeffers in diesem Rezept. Beide Zutaten tragen dazu bei, Kopfschmerzen zu lindern, und schenken Ihnen wieder mehr Energie. Ingwer hilft besonders gut gegen Kopfschmerzen nach zu reichlichem Alkoholgenuss.

Anti-Kater-Aktivkohle

NUTZEN UND ANWENDUNG: Lindert die berauschende Wirkung von Alkohol und den darauffolgenden Kater

WARNHINWEIS: Falls Sie verschreibungspflichtige Medikamente einnehmen, fragen Sie vor der Anwendung dieses Mittels Ihren Arzt oder Apotheker um Rat.

ERGIBT: 1 Portion

- **1 Kapsel (500 mg) Aktivkohle pro 50 kg Körpergewicht**
- **240 ml Wasser**

Nehmen Sie die Kapsel(n) mit einem vollen Glas Wasser ein, bevor Sie Alkohol trinken. Auf diese Weise nimmt die Aktivkohle möglicherweise so viel von dem Alkohol auf, dass dieser Sie nicht beeinträchtigt. Sie können die Kapsel(n) auch nach dem Alkoholkonsum einnehmen; dann ist die Wirkung allerdings nicht so stark.

Gut zu wissen
Dieses Mittel sollte man nur gelegentlich (höchstens einmal pro Monat) anwenden. Aktivkohle kann eine Vielzahl von Substanzen im Verdauungstrakt absorbieren (binden), sodass der Körper sie nicht mehr aufnimmt – das gilt leider auch für Nährstoffe und Medikamente. Eine regelmäßige Einnahme von Aktivkohle kann zu schwerwiegendem Nährstoffmangel führen oder eine ungesunde Beziehung zum Alkohol fördern.

Ingwersaft-Drink gegen Migräne

NUTZEN UND ANWENDUNG: Beugt Migräneanfällen vor

WARNHINWEIS: Nicht bei Einnahme blutverdünnender oder gerinnungshemmender Medikamente anwenden

ERGIBT: ca. 7 Portionen

- **2 große Stücke frische Ingwerwurzel (ca. 240 g pro Stück), geschält und in jeweils 6 Scheiben geschnitten**
- **2 große Äpfel, entkernt und in große Scheiben geschnitten**

1 Abwechselnd eine Scheibe Ingwerwurzel und eine Apfelscheibe in einen Entsafter geben, bis alle Zutaten entsaftet sind. Falls Ihr Entsafter es verkraftet, lassen Sie das Fruchtfleisch noch ein zweites Mal durchlaufen, um den restlichen Saft herauszupressen.

2 Den Saft in eine leere Eiswürfelschale gießen und einfrieren, bis er fest geworden ist. Die gefrorenen Saftwürfel aus dem Eiswürfelbehälter nehmen und in einem Reißverschluss-Gefrierbeutel aufbewahren, damit sie bis zum Verbrauch möglichst frisch bleiben.

3 Für den Gebrauch 1–2 Eiswürfel (etwa der Menge von 2 Esslöffeln Saft entsprechend) aus dem Gefrierbeutel nehmen, in der Mikrowelle oder auf der Herdplatte auftauen und trinken. Bei Bedarf können Sie die Flüssigkeit mit 60 ml Wasser verdünnen. Nehmen Sie dieses Mittel so schnell wie möglich ein, sobald Sie die ersten Symptome einer Migräne-Aura spüren.

Gut zu wissen

Ingwersaft kann eine Migräneattacke im Keim ersticken, wenn man ihn sofort einnimmt, ist aber weniger wirksam, wenn man bereits richtige Kopfschmerzen hat. Also bereiten Sie dieses Mittel bereits im Voraus zu, damit Sie es griffbereit haben, wenn Ihre Kopfschmerzen sich einstellen. Ingwer hat nicht nur entzündungshemmende und schmerzlindernde Eigenschaften, sondern wirkt auch sehr anregend auf den Kreislauf und kann zur Verbesserung des Blutflusses zum Gehirn beitragen.

Antioxidanzien-Smoothie

NUTZEN UND ANWENDUNG: Liefert dem Körper viele Mikronährstoffe, Antioxidanzien, krebshemmende sekundäre Pflanzenstoffe und Eisen

WARNHINWEIS: Keiner

ERGIBT: 2 Portionen

- **Saft von 1 Zitrone aus biologischem Anbau plus ¼ der Zitronenschale (nur den gelben Teil ohne weiße Innenhaut verwenden)**
- **½ Tasse Blaubeeren, frisch oder tiefgekühlt**
- **1 Tasse Kirschen (entkernt), frisch oder tiefgekühlt**
- **⅔ Tasse gefrorene Bananenscheiben (entspricht 1 mittelgroßen Banane)**
- **2 gehäufte Tassen Babyspinat**
- **2 Medjool-Datteln, entsteint**
- **⅛ Teelöffel Zimt**
- **240 ml Wasser**

Alle Zutaten in einem Mixer 2–4 Minuten lang auf hoher Stufe pürieren, bis eine glatte Mischung entsteht. Sofort servieren.

Gut zu wissen

Sie können endlose Varianten dieses Smoothies kreieren, indem Sie die Zutaten in diesem Rezept durch andere ersetzen, also zum Beispiel statt der Beeren tropische Früchte wie Mango und Ananas verwenden und diese anstelle von Zitrone und Zimt mit einer Limette und etwas frischem Ingwer kombinieren. Egal welche Varianten Sie ausprobieren möchten: Die gefrorenen Bananenscheiben sollten stets dabei sein, denn sie verleihen diesem Smoothie seine cremige Konsistenz.

Bockshornklee-Zimt-Drink zur Normalisierung des Blutzuckerspiegels

NUTZEN UND ANWENDUNG: Optimiert das Blutzuckerprofil und verstärkt die Insulinsensitivität

WARNHINWEIS: Nicht bei gastroösophagealer Refluxkrankheit (GERD) oder Säurereflux anwenden, wenn der Reflux durch Essig ausgelöst wird

ERGIBT: 1 Portion

- **1 Teelöffel ganze Bockshornkleesamen**
- **1 Teelöffel Zimt**
- **1 Esslöffel Apfelessig**
- **240 ml Wasser**

1. Bockshornkleesamen mit Mörser und Stößel oder in einer Kaffeemühle mahlen.
2. Die gemahlenen Samen in einem Schnapsglas mit Zimt und Apfelessig vermischen.
3. Kräftig umrühren und trinken. Wenn Sie nicht die ganze Flüssigkeit in einem Schluck trinken können, müssen Sie vielleicht vor jedem Schluck erneut umrühren. Danach trinken Sie ein Glas Wasser, um den Geschmack aus Ihrem Mund zu vertreiben. (Stattdessen können Sie diesen Drink auch mit einem Glas Wasser verdünnen. In diesem Fall trinken Sie das ganze Glas innerhalb von 10 Minuten.)
4. Um eine optimale Wirkung zu erzielen, einmal täglich (15 Minuten vor Ihrer Hauptmahlzeit) einnehmen.

Gut zu wissen

Mit diesem Drink führen Sie Ihrem Körper drei Nahrungsmittel zu, die nachweislich der Blutzuckerregulation dienen. Da Sie ihn täglich einnehmen müssen, ist es am zweckmäßigsten, ihn teilweise im Voraus zuzubereiten. Um Vorrat für eine Woche herzustellen, mahlen Sie 2 ½ Esslöffel ganze Bockshornkleesamen, vermischen diese mit 2 ½ Esslöffeln Zimtpulver und bewahren diese Gewürzmischung in einem beschrifteten, luftdichten Behälter neben Ihrem Apfelessig auf. Dann können Sie in Sekundenschnelle eine Einzelportion zubereiten, indem Sie einfach 2 Teelöffel Gewürzmischung zu 1 Esslöffel Apfelessig hinzufügen.

Löwenzahnwurzel-Entgiftungskur für die Leber

NUTZEN UND ANWENDUNG: Hilft gegen zystische Akne, PMS, leichte Depressionen in Verbindung mit Reizbarkeit und Verstopfung

WARNHINWEIS: Falls Sie verschreibungspflichtige Medikamente einnehmen, fragen Sie vor der Anwendung dieses Entgiftungsmittels Ihren behandelnden Arzt um Rat.

ERGIBT: 2 Portionen

- **3 gehäufte Esslöffel Löwenzahnwurzelstücke**
- **960 ml Wasser**

1. Löwenzahnwurzel und Wasser in einen kleinen Topf geben, zudecken und sprudelnd aufkochen lassen; dann den Deckel abnehmen, die Hitze zurückschalten und 20 Minuten köcheln lassen. Abgießen und servieren.
2. Um eine optimale Wirkung zu erzielen, trinken Sie an mindestens 6 Tagen pro Woche täglich zwei Portionen von diesem Sud. Wenn Sie unter hormoneller Akne, PMS oder anderen Symptomen einer überlasteten Leber leiden, führen Sie diese Kur 3–4 Wochen lang durch und beobachten dabei Ihre Symptome. Falls Ihre Beschwerden sich nach einmonatiger konsequenter Einnahme dieses Mittels immer noch nicht verbessert haben sollten, wenden Sie sich an einen Pflanzenheilkundler und/oder Arzt.

Gut zu wissen
Wenn Sie gern in den Genuss des Gesundheitswerts von Löwenzahnwurzeln kommen möchten, sich für ihren bitteren Geschmack aber nicht erwärmen können, bereiten Sie stattdessen Löwenzahnwurzel-Chai zu. Dazu fügen Sie 1 kleine Zimtstange, 2–3 frische Ingwerscheiben, 2–3 Kardamomkapseln, 1–2 ganze Gewürznelken und vielleicht sogar etwas Fenchel oder Sternanis zu den Zutaten dieses Grundrezepts hinzu. Nachdem der Sud fertig geköchelt hat, geben Sie Mandel-, Hanf- oder Kokosmilch dazu, damit der Geschmack noch ein bisschen milder wird. Falls gewünscht, können Sie Ihren Chai mit einem Teelöffel Ahornsirup oder Honig süßen.

Zimttee

NUTZEN UND ANWENDUNG: Optimiert das Blutzuckerprofil und verstärkt die Insulinsensitivität

WARNHINWEIS: Bei erhöhten Leberwerten oder Lebererkrankungen nicht einnehmen

ERGIBT: 4 Portionen

- **1 Zimtstange**
- **1 Esslöffel Zimtpulver**
- **960 ml Wasser**
- **1 Esslöffel schwarze Melasse**

1 Zimtstange, Zimtpulver und Wasser in einem kleinen Topf zum Kochen bringen. Die Hitze zurückschalten und das Ganze teilweise zugedeckt 15 Minuten weiterköcheln lassen.

2 Die Zimtstange herausnehmen, Melasse unterrühren und den Tee servieren. Etwaige Reste können Sie in einem Behälter mit Deckel bis zu 48 Stunden im Kühlschrank aufbewahren. Trinken Sie jeden Tag 1–2 Tassen von diesem Tee.

Gut zu wissen

Normalerweise ist im Handel Kassia-Zimt (*Cinnamomum cassia*) erhältlich. Dieser enthält eine Substanz namens Cumarin, die bei manchen Menschen Leberschäden verursachen kann. Bei normaler Verwendung als Gewürz ist das kein Problem; doch wenn Sie Zimt über einen langen Zeitraum zu medizinischen Zwecken einnehmen, sollten Sie sich Gedanken darüber machen. Aus Sicherheitsgründen sollten Sie auf diesen Tee lieber verzichten, wenn Sie an einer Lebererkrankung leiden, oder stattdessen Ceylon-Zimt (*Cinnamomum verum*) von einem Kräutergroßhändler verwenden; dieser enthält kein Cumarin.

Süßkartoffel-Pommes

NUTZEN UND ANWENDUNG: Beugt Heißhunger auf Süßigkeiten vor und hilft gegen Sucht nach raffiniertem Zucker

WARNHINWEIS: Keiner

ERGIBT: 4 Portionen

- **2 Esslöffel extra natives Kokosöl (bis zur Verflüssigung erwärmt) plus Kokosöl zum Einfetten der Pfanne**
- **2 Pfund Süßkartoffeln, in ca. 1 cm dicke Spalten geschnitten**
- **2 Teelöffel Meersalz**

1. Den Backofen auf 200°C vorheizen. Eine Bratpfanne oder ofenfeste Form mit etwas Kokosöl leicht bestreichen.
2. Die Süßkartoffelspalten in die vorbereitete Pfanne geben und mit dem verflüssigten Kokosöl vermischen. 45 Minuten braten und nach ca. 25 Minuten einmal wenden. Danach weitere 20–30 Minuten braten, bis die Kartoffeln sich gut mit der Gabel einstechen lassen und außen leicht knusprig sind.
3. Die Kartoffeln aus dem Ofen nehmen und mit Meersalz bestreuen. Warm servieren, langsam essen und jeden Bissen genießen!

Gut zu wissen

Aus Sicht der chinesischen Medizin sollten Lebensmittel mit „süßem" Geschmack ein grundlegender Bestandteil jeder gesunden Ernährung sein. Das bedeutet natürlich nicht, dass Haushaltszucker gesund ist; aber es erklärt zumindest, warum Heißhunger auf süß schmeckende Lebensmittel so weit verbreitet ist und sich so schwer unterdrücken lässt. Statt dieses Verlangen nach Zucker einzig und allein mit Willenskraft zu bekämpfen, sollten Sie es lieber mit einer nachhaltigeren Methode versuchen: nämlich, indem Sie sich gesunde, vollwertige Gerichte mit süßlichem Aroma wie beispielsweise diese Süßkartoffel-Pommes gönnen. Nach ca. 2–3 Wochen beginnt Ihr Gaumen, sich daran zu gewöhnen; dann wird es Ihnen viel leichter fallen, auf raffinierten Zucker zu verzichten.

Mit Mandeln gefüllte Medjool-Datteln

NUTZEN UND ANWENDUNG: Bieten dem Körper eine befriedigende Alternative zu Süßigkeiten oder Desserts

WARNHINWEIS: Nicht zu viel davon essen, sonst besteht die Gefahr von Blähungen und Blutzuckerspitzen!

ERGIBT: 1 Portion

- **8 rohe Mandeln**
- **1 Medjool-Dattel, längs halbiert und entsteint**
- **⅛ Teelöffel Meersalz (in 2 Portionen aufgeteilt)**

1. In jede Dattelhälfte 4 Mandeln hineindrücken.
2. Die gefüllten Dattelhälften jeweils mit der Hälfte des Meersalzes bestreuen.
3. Genießen und dazu eine Tasse Tee trinken!

Gut zu wissen

Diese kleinen Leckereien befriedigen Gaumen und Magen gerade deshalb so sehr, weil sie das gesunde Fett der Mandeln mit der intensiven Süße der Datteln und einem Hauch von Salz als Kontrast miteinander verbinden. Viele der heutigen verarbeiteten Lebensmittel wurden eigens dazu entwickelt, die Lustzentren im Gehirn mit genau kalkulierten Kombinationen aus Salz, Fett und Zucker überzustimulieren. Dieses Rezept verfolgt die gleiche Taktik – nur ohne raffinierten Zucker oder sonstige künstliche Zutaten: eine ideale Methode, sich den Genuss von Süßigkeiten aus verarbeiteten Lebensmitteln auf schonende Weise abzugewöhnen.

Lavendel-Pfefferminz-Balsam gegen Kopfschmerzen

NUTZEN UND ANWENDUNG: Lindert stressbedingte Kopfschmerzen

WARNHINWEIS: Keiner

ERGIBT: 8 30-ml-Döschen

- **120 ml Jojobaöl**
- **120 ml extra natives Olivenöl**
- **2 Esslöffel Bienenwachsraspel oder -pastillen**
- **40 Tropfen Lavendelöl**
- **30 Tropfen Pfefferminzöl**
- **8 leere 30-ml-Döschen zur Aufbewahrung der fertigen Salbe**

1. Bereiten Sie ein Wasserbad, indem Sie einen mittelgroßen Topf ein paar Zentimeter hoch mit heißem Wasser füllen und eine hitzebeständige Glasschüssel darauf stellen. (Das Glas darf den Wasserspiegel nicht berühren.) Die Herdplatte auf schwache Hitze einstellen. Jojoba- und Olivenöl und Bienenwachs in die Glasschüssel geben und leicht erwärmen, bis das Wachs gerade geschmolzen ist.
2. Den Topf mit der Schüssel vom Herd nehmen. Die leeren Dosen öffnen und in einer Reihe auf die Küchenanrichte stellen. (Legen Sie ein Papiertuch darunter, um verschüttetes Fett aufzufangen.)
3. Die ätherischen Öle in die verflüssigte Öl-Wachs-Mischung geben und umrühren. Sofort in die Dosen gießen und den Balsam vor dem Verschließen der Dosen auf Zimmertemperatur abkühlen lassen. Während der Wartezeit die Deckel der Dosen beschriften.
4. Schützen Sie den fertigen Balsam nach Möglichkeit vor extremen Temperaturen; Sie können aber ruhig eine Dose davon in Ihrer Handtasche mitführen. Er behält seine optimale Wirksamkeit für ca. 1 Jahr bei, ist aber bis zu 3 Jahre lang verwendbar.
5. Auf Schläfen, Stirn, Schädelbasis, Hals und/oder Handgelenke auftragen, wenn Sie unter Spannungskopfschmerzen oder stressbedingten Kopfschmerzen leiden.

Kardamom-Ingwer-Masala-Chai

NUTZEN UND ANWENDUNG: Hilft gegen Heißhungerattacken

WARNHINWEIS: Bei Einnahme blutverdünnender oder gerinnungshemmender Medikamente nicht trinken

ERGIBT: 6 Portionen

- **7,5 cm langes (30 mg schweres) frisches Stück Ingwerwurzel, geschält und in Scheiben geschnitten**
- **12 grüne Kardamomkapseln**
- **1,2 l Wasser**
- **4 Schwarzteebeutel (koffeinfrei oder normal)**
- **ca. 360 ml ungesüßte Sojamilch (in 6 Einzelportionen)**
- **6 Tropfen flüssiges Stevia (in 6 Einzelportionen)**

1. Ingwer, Kardamom und Wasser in einem kleinen Topf aufkochen lassen, dann die Hitze herunterdrehen und die Mischung 10–15 Minuten leicht köcheln lassen, bis das Wasser den Duft der Gewürze und einen blassgoldenen Farbton angenommen hat.
2. Herdplatte ausschalten, die Schwarzteebeutel in den Topf geben und nach Anleitung auf der Verpackung ziehen lassen. Nach der Ziehzeit die Teebeutel aus dem Topf nehmen und vor dem Wegwerfen möglichst viel Flüssigkeit herausdrücken.
3. Für eine Portion Chai legen Sie ein kleines Sieb auf Ihre Teetasse und schöpfen durch dieses Sieb ca. 180 ml von dem Gewürz-Chai in die Tasse. Das Sieb herausnehmen, 60 ml Sojamilch und 1 Tropfen flüssiges Stevia hinzufügen. Sie können restlichen Chai bis zu 4 Tage lang im Kühlschrank aufbewahren und einfach nach den Anweisungen in diesem Rezept aufwärmen, wann immer Sie ein süßes Stärkungsmittel benötigen.

Gut zu wissen

Heißhungerattacken und der Drang, zu viel zu essen, werden oft durch seelischen Schmerz, Stress oder Angst ausgelöst. Wenn das Trinken von 1–2 Tassen dieses Chais nicht hilft, diesen Drang zu unterdrücken, probieren Sie eines der Mittel zur Linderung von Ängsten in Kapitel 7 aus. In Verbindung mit einer guten Psychotherapie können solche Mittel Ihnen noch besser bei der Entwicklung wirksamer Bewältigungsstrategien helfen, die im Gegensatz zu chronischen Essattacken keinen physischen und emotionalen Schaden verursachen.

Kapitel 10

FRAUENHEILKUNDE

Die Hormonzyklen des Menschen stehen in einer dynamischen Beziehung zu Kreisläufen der Natur, die über die Grenzen unseres Körpers hinausgehen. Veränderungen in unserem Bewusstsein und Energieniveau, unseren Wünschen und unserer Körperlichkeit sind ganz normale Manifestationen dieses Einklangs mit natürlichen Zyklen, von denen manche einen Zeitraum von 24 Stunden umfassen, während andere sich im Lauf von Jahrzehnten entfalten. Wir müssen lernen, die Tatsache, dass unser Körper sich ständig verändert, zu akzeptieren und zu genießen. Das ist eines der Erfolgsgeheimnisse, dank denen wir uns in jedem Lebensalter eines ausgewogenen Hormonhaushalts und gesunden Sexuallebens erfreuen können.

Aber natürlich kann eine Veränderung in unserem Befinden auch ein Zeichen dafür sein, dass mit unserem Körper etwas nicht stimmt; und genau darum geht es in diesem Kapitel. Sie finden darin Mittel zur Linderung von Beschwerden wie beispielsweise Pilz- und Harnwegsinfektionen. Außerdem werden Sie lernen, was man gegen Menstruations- und Wechseljahrsbeschwerden tun kann. Die Ingwerkompresse und die Tinktur aus Schafgarbe und Schneeballrinde tragen zur Linderung von Menstruationskrämpfen bei; und wenn Sie sich an die PMS-Behandlungsstrategie halten, können Sie Ihren gesamten Menstruationszyklus beschwerdefreier gestalten. Außerdem möchte ich Ihnen in diesem Kapitel natürliche Wege zur Verbesserung der Fruchtbarkeit aufzeigen.

Um etwas für einen ausgewogenen Hormonhaushalt und gesunde Fortpflanzungsorgane zu tun, müssen Sie gut für sich selbst sorgen, und zwar in einem ganzheitlichen Sinn. Es geht nicht nur darum, Heilmittel für verschiedene Beschwerden anzuwenden oder einzunehmen. Da Hormonhaushalt und Fortpflanzung sehr viel mit Ihrer Beziehung zum eigenen Körper und zu Ihrer Sexualität zu tun haben, enthält dieses Kapitel auch Rezepte für Aphrodisiaka, sinnliche Massageöle, ja sogar für ein Gleitmittel. Frauengesundheit aus Sicht der Naturheilkunde ist ein so umfassendes Thema, dass man ein eigenes Buch darüber schreiben könnte. Natürlich kann ich Ihnen in diesem Kapitel nur einen ersten Eindruck davon vermitteln, was Naturheilmittel auf diesem Gebiet leisten können.

Himbeerblätter-Gebärmuttertonikum

NUTZEN UND ANWENDUNG: Sorgt für eine gesunde Gebärmutter, erleichtert Fruchtbarkeit und Schwangerschaft

WARNHINWEIS: Bei Einnahme von Diuretika und blutverdünnenden oder gerinnungshemmenden Medikamenten sollten Sie auf diesen Tee verzichten.

ERGIBT: 3 Portionen

- **1 gehäufte Tasse getrocknete Blätter von roten Himbeeren**
- **960 ml heißes Wasser**

1. Himbeerblätter in ein 1-Liter-Einmachglas geben, mit heißem Wasser übergießen und umrühren, bis die Blätter sich mit dem Wasser vollgesaugt haben. Den Aufguss mindestens 4 Stunden oder über Nacht auf der Küchenanrichte ziehen lassen.
2. Durch ein Seihtuch, feinmaschiges Sieb oder einen Nussmilchbeutel in ein zweites Einmachglas oder einen Krug abgießen. Versuchen Sie, möglichst viel Flüssigkeit aus den Blättern herauszudrücken!
3. 1–2 Tassen (240–480 ml) pro Tag trinken, um auf sanfte, schonende Weise etwas für die Gesundheit Ihrer Gebärmutter zu tun und ihr die Nährstoffe zu liefern, die sie braucht. Reste dieses Tonikums können Sie bis zu 48 Stunden im Kühlschrank aufbewahren.

Gut zu wissen

Blätter von roten Himbeeren wirken sich nachweislich positiv auf die Gebärmuttermuskulatur aus; unter anderem lindern sie chronische Krämpfe und unterstützen die Wehen. Dies macht sie zu einem wertvollen Mittel für Frauen mit Menstruationskrämpfen und zur Geburtseinleitung. Dieses Mittel gilt allgemein als ungefährlich und hilfreich während der Schwangerschaft; trotzdem sollten Sie bei Bedenken Ihren Arzt oder Ihre Hebamme um Rat fragen. Aufgrund ihrer austrocknenden, adstringierenden Wirkung können Blätter von roten Himbeeren die Milchproduktion hemmen, wenn Sie während der Stillzeit zu viel von diesem Tee trinken.

Stärkende Lebkuchen-Latte

NUTZEN UND ANWENDUNG: Schenkt Ihnen neue Wärme und Energie, wenn Sie durch den Blutverlust bei Menstruation oder Geburt erschöpft und ausgelaugt sind

WARNHINWEIS: Keiner

ERGIBT: 1 Portion

- **¼ Tasse rohe Sonnenblumenkerne, geschält**
- **240 ml Wasser**
- **1 gehäufter Esslöffel schwarze Melasse**
- **¼ Teelöffel Ingwerpulver oder 1 Teelöffel geriebene frische Ingwerwurzel**
- **¼ Teelöffel Zimt**

1. Sonnenblumenkerne und Wasser in einem Hochgeschwindigkeitsmixer je nach Art des Geräts ca. 60–90 Sekunden auf hoher Stufe pürieren, bis eine völlig glatte Mischung entstanden ist. Durch einen Nussmilchbeutel oder ein mit Seihtuch ausgekleidetes, feinmaschiges Sieb in eine Schüssel oder einen Messbecher abgießen. Spülen Sie die Schüssel des Mixers aus, um etwaige verbliebene feste Bestandteile zu entfernen, und geben Sie die abgegossene Sonnenblumenkernmilch dann wieder in die Schüssel zurück.
2. Melasse, Ingwer und Zimt in den Mixer geben und auf mittlerer Stufe weiterpürieren, bis sich alle Zutaten zu einer glatten Mischung vermengt haben.
3. Je nach Wunsch heiß oder kalt servieren.

Gut zu wissen
Viele Ärzte raten Frauen zum Verzehr von rotem Fleisch und Innereien, um einer Anämie vorzubeugen oder diese zu beheben; doch wenn Ihnen das lieber ist, können Sie auch aus pflanzlicher Nahrung genügend Eisen beziehen. Trinken Sie zusätzlich zum täglichen Konsum dieser Latte jede Woche 3–4 Liter Brennnesseltee für kräftige Haare, Nägel und Zähne (siehe Kapitel 4) und genießen Sie eisenreiche Lebensmittel wie Linsen, gekochten Spinat und Kürbiskerne.

Cooler mit Preiselbeeren, Eibischwurzel und Echinacea

NUTZEN UND ANWENDUNG: Erstickt Harnwegsinfektionen im Keim

WARNHINWEIS: In zeitlichem Abstand von mindestens 1 Stunde zu Antibiotika einnehmen

ERGIBT: 4 Portionen

FÜR DEN COOLER:

- **1 Portion Beruhigender Eibischwurzelaufguss (siehe Kapitel 6)**
- **120 ml ungesüßter 100-prozentig naturreiner Preiselbeersaft (in 4 Portionen)**
- **1 Esslöffel Echinacea-Tinktur**

FÜR DIE SONSTIGEN MASSNAHMEN:

- **Weitere 120 ml Preiselbeersaft**
- **960 ml Wasser**
- **Weitere 1 ½ Teelöffel Echinacea-Tinktur**

1. Sobald Sie die ersten Symptome einer möglichen Harnwegsinfektion spüren, geben Sie ½ Teelöffel Echinacea-Tinktur, 30 ml 100-prozentig naturreinen Preiselbeersaft und 240 ml Wasser in ein großes Glas. Trinken Sie nach Möglichkeit das ganze Glas innerhalb von 5 Minuten aus.
2. Trinken Sie während der Zubereitungsdauer des Beruhigenden Eibischwurzelaufgusses (ca. 4 Stunden) jede Stunde 240 ml Wasser mit 30 ml Preiselbeersaft und ¼ Teelöffel Echinacea-Tinktur (entspricht der Menge eines Tropfers).
3. Sobald der Beruhigende Eibischwurzelaufgusses fertig ist, verrühren Sie diesen in einem großen Krug mit 1 Esslöffel Echinacea-Tinktur und 120 ml Preiselbeersaft.
4. Trinken Sie alle 1–2 Stunden 240 ml von diesem Cooler, bis Ihre Beschwerden nachlassen. Dann reduzieren Sie die Häufigkeit auf 3 bis 4 Gläser (720–960 ml) pro Tag, bis Sie 3 Tage lang völlig beschwerdefrei sind. Nach 3 Tagen ohne Beschwerden können Sie die Behandlung beenden.

Cooler mit Preiselbeeren, Eibischwurzel und Echinacea (Fortsetzung)

5 Am ersten Tag, an dem Sie Symptome einer Harnwegsinfektion verspüren, müssen Sie nicht nur eine ganze Portion dieses Heilmittels einnehmen, sondern unbedingt auch eine zweite Portion des Beruhigenden Eibischwurzelaufgusses ansetzen, bevor Sie zu Bett gehen, damit der Aufguss am nächsten Morgen fertig ist.

Gut zu wissen

Diese Behandlung ist sehr wirksam, wenn Sie rechtzeitig damit beginnen und sich genau an die Anweisungen halten. Wenn Sie Ihre erste Dosis zu spät einnehmen oder nicht genug von den beiden Heilmitteln zu sich nehmen, reicht die Behandlung möglicherweise nicht aus, um einer Verschlimmerung der Infektion vorzubeugen. Wenn Sie Fieber bekommen oder unter Rücken- oder Flankenschmerzen oder Blut im Urin (oder auf dem Toilettenpapier) leiden, kann es sein, dass Ihre Harnwegsinfektion sich zu einer Niereninfektion – einem viel ernsteren Problem – ausgeweitet hat. Dann sollten Sie ärztliche Hilfe suchen, um keinen bleibenden Nierenschaden zu riskieren.

Badezusatz mit ätherischen Ölen zur Linderung von Harnwegsinfektionen

NUTZEN UND ANWENDUNG: Vorübergehende Linderung von Schmerzen und Harndrang bei Harnwegsinfektionen

WARNHINWEIS: Wenn Sie Fieber bekommen oder unter Rücken- oder Flankenschmerzen oder Blut im Urin (oder auf dem Toilettenpapier) leiden, sollten Sie diesem Badezusatz nicht anwenden, sondern ärztliche Hilfe suchen.

ERGIBT: 1 Bad

- **7 Tropfen Öl der Römischen Kamille**
- **5 Tropfen Geranienöl**
- **5 Tropfen Lavendelöl**
- **3 Tropfen Teebaumöl**

1. Lassen Sie sich ein heißes Bad ein und achten Sie darauf, dass die Temperatur nicht zu hoch ist, sodass Sie bequem darin sitzen können.
2. Die ätherischen Öle ins Badewasser geben und mit den Händen 30–60 Sekunden lang gründlich damit vermischen, bevor Sie in die Badewanne steigen.
3. 20–30 Minuten (oder bis das Wasser lauwarm wird) baden. Diese Behandlung so oft wie gewünscht wiederholen.

Gut zu wissen
Dank ihrer krampflösenden Wirkung lindert Römische Kamille die Krämpfe der unwillkürlichen Muskulatur, die bei einer Harnwegsinfektion auch dann Harndrang verursachen, wenn die Blase leer ist. Die antimykotische Wirkung des Teebaumöls in Kombination mit den beruhigenden, ausgleichenden Eigenschaften von Geranie und Lavendel runden dieses Rezept ab. Dieser Badezusatz allein reicht zur Behandlung einer Harnwegsinfektion zwar nicht aus, verschafft Ihnen aber vorübergehend Linderung, während Sie darauf warten, dass der Cooler mit Preiselbeeren, Eibischwurzel und Echinacea oder die vom Arzt verschriebenen Antibiotika zu wirken beginnen.

Knoblauchpessar gegen Scheidenpilzinfektionen

NUTZEN UND ANWENDUNG: Hilft gegen leichte Scheidenpilzinfektionen

WARNHINWEIS: Falls Ihre Beschwerden sich nach Anwendung dieses Mittels nicht bessern sollten oder Sie immer wieder unter Pilzinfektionen leiden, fragen Sie bitte Ihren Arzt um Rat.

ERGIBT: 1 Pessar

- **1 Knoblauchzehe, vorsichtig geschält**
- **ca. 15 cm langes Stück steriler Verbandmull**

1 Die Knoblauchzehe in die Mitte des Mullstreifens legen und zwei- bis dreimal mit dem Mull umwickeln. Halten Sie die Knoblauchzehe fest, drehen Sie den Mullstreifen zu einem spitzen Ende zusammen und machen Sie direkt unterhalb der Knoblauchzehe einen festen Knoten. Überprüfen Sie den Knoten noch einmal, um sicherzugehen, dass die Knoblauchzehe nicht herausrutschen kann, dass der Knoten fest genug ist und die Mullbinde ein spitzes Ende hat, damit Sie das Pessar nach dem Gebrauch leichter entfernen können.

2 Schieben Sie die mit Mull umwickelte Knoblauchzehe abends vor dem Schlafengehen in Ihre Scheide. Sie dürfen keinen Geschlechtsverkehr mit Penetration haben und auch nichts anderes in Ihre Scheide einführen, solange das Pessar sich dort befindet. Entfernen Sie es am nächsten Morgen und wiederholen Sie die Behandlung in der darauffolgenden Nacht mit einem neuen Pessar, falls Ihre Beschwerden sich noch nicht vollständig gelegt haben. (Es ist normal, während und für ein paar Stunden nach der Anwendung dieses Mittels einen Knoblauchgeschmack im Mund zu haben.)

Gut zu wissen

Nicht alle Naturheilmittel gegen Pilzinfektionen sind gleich wirksam. Bleiben Sie bei dem Knoblauch und vermeiden Sie die innerliche Anwendung von ätherischen Ölen oder Kokosöl! Um eine optimale Wirkung zu erzielen, nehmen Sie zusätzlich zur Anwendung dieses Pessars ein hochwertiges probiotisches Präparat ein, das sowohl *Lactobacillus rhamnosus* als auch *Lactobacillus reuteri* enthält, und verzichten Sie so weit als möglich auf den Verzehr von raffiniertem Zucker.

Königskerzen-Salbei-Tee

NUTZEN UND ANWENDUNG: Trägt zur Linderung von Scheidenpilzinfektionen bei

WARNHINWEIS: Bei Einnahme von blutverdünnenden oder gerinnungshemmenden Medikamenten oder medikamentösen Diuretika nicht anwenden

ERGIBT: 2 Portionen

- **1 gehäufter Esslöffel getrocknete Königskerzenblätter**
- **1 Teelöffel getrocknete Salbeiblätter**
- **480 ml heißes Wasser**

1 Die Kräuter in eine Teekanne mit Sieb füllen oder in einem Tee-Ei oder Papierteefilter in Ihren Lieblingsteetopf geben. Mit heißem Wasser übergießen, zudecken, 20 Minuten ziehen lassen und servieren.

2 Um eine optimale Wirkung zu erzielen, trinken Sie 3–4 Tassen (720–960 ml) pro Tag, solange Ihre Beschwerden anhalten, und wenden zusätzlich das Knoblauchpessar gegen Scheidenpilzinfektionen (siehe voriges Rezept) an.

Gut zu wissen
Heilpflanzen sind vielseitig einsetzbar. Königskerze wirkt beruhigend auf Epithelgewebe; daher ist diese Pflanze in Naturheilmitteln zur Unterstützung einer gesunden Funktion von Lungen, Verdauungs- und Urogenitaltrakt enthalten. Die antimykotischen Eigenschaften von Salbei sind bei Scheideninfektionen ebenso wirksam wie bei Infektionen der oberen Atemwege.

Rotkleetee

NUTZEN UND ANWENDUNG: Wirkt kühlend bei Hitzewallungen und hilft gegen Stimmungsschwankungen vor, während und nach den Wechseljahren

WARNHINWEIS: Nicht anwenden, wenn bei Ihnen oder in Ihrer Familie schon einmal eine östrogenabhängige Krebserkrankung aufgetreten ist oder wenn Sie blutverdünnende oder gerinnungshemmende Medikamente einnehmen

ERGIBT: 3 Portionen

- **1 gehäufte Tasse getrocknete Rotkleeblätter**
- **960 ml heißes Wasser**

1. Die Rotkleeblätter in ein 1-Liter-Einmachglas geben, mit heißem Wasser übergießen und umrühren, bis die Blätter sich mit dem Wasser vollgesaugt haben.
2. Den Aufguss mindestens 4 Stunden oder über Nacht auf der Küchenanrichte ziehen lassen.
3. Durch ein Seihtuch, einen Nussmilchbeutel oder ein feinmaschiges Sieb in ein zweites Einmachglas oder einen Krug abgießen. Achten Sie darauf, die ganze Flüssigkeit aus den Kräutern herauszudrücken! Restlichen Tee im Kühlschrank aufbewahren und innerhalb von 48 Stunden trinken.
4. Je nach Wunsch heiß oder gekühlt servieren. Um Ihren Körper während der Wechseljahre auf sanfte Weise zu unterstützen und ihm wichtige Nährstoffe zu liefern, trinken Sie 1–2 Tassen (240–480 ml) pro Tag.

Gut zu wissen

Phytoöstrogen bedeutet so viel wie „pflanzliches Östrogen", ist aber eine etwas irreführende Bezeichnung. Phytoöstrogene sind nicht dasselbe wie menschliche Hormone; sie haben nur eine ähnliche chemische Struktur. Dank dieser Ähnlichkeit können sie an Andockstellen von Rezeptoren binden, denen es während der Wechseljahre an Östrogen fehlt. Betrachten Sie solche Pflanzenstoffe als Möglichkeit, Ihren „Östrogenvorrat" aufzufüllen! Bei regelmäßiger Einnahme dieses Tees und anderer Phytoöstrogenquellen wie beispielsweise Leinsamen, Tofu, Tempeh, Edamamebohnen und Sesamkerne werden Ihre Hitzewallungen im Lauf eines Monats möglicherweise nachlassen.

Tinktur aus Schafgarbe und Schneeballrinde

NUTZEN UND ANWENDUNG: Lindert Menstruationskrämpfe, vor allem in Verbindung mit starken Blutungen, granatrotem Menstruationsblut und großen Blutklumpen

WARNHINWEIS: Bei Einnahme blutverdünnender oder gerinnungshemmender Medikamente oder bei Bluthochdruck nicht anwenden

ERGIBT: ca. 480 ml

- **¼ Tasse getrocknete Rinde vom Pflaumenblättrigen Schneeball (*Viburnum prunifolium*)**
- **¼ Tasse getrocknete Schafgarbe**
- **5 cm langes Stück frische Ingwerwurzel, geschält und klein geschnitten**
- **⅛ Tasse getrocknete Löwenzahnwurzel**
- **1 Esslöffel getrocknete Süßholzwurzel**
- **60 ml kochendes Wasser**
- **720 ml 50-prozentiger Wodka**

1. Die Kräuter in ein 1-Liter-Einmachglas geben, mit dem Wasser übergießen, umrühren und 15 Minuten ziehen lassen.
2. Den Wodka über die feuchte Kräutermischung gießen, mit einem Deckel verschließen und das Glas beschriften. Kräftig schütteln und das Ganze 24 Stunden durchziehen lassen.
3. Schauen Sie am nächsten Tag nach Ihrer Tinktur. Die Kräuter sollten aufquellen, wenn sie den Wodka aufsaugen; doch der Flüssigkeitspegel sollte die Kräuter stets um mindestens 7,5 cm überragen. Andernfalls gießen Sie noch 120 ml Wodka nach.
4. Die Tinktur mindestens 3 (bis zu 6) Wochen ziehen lassen. Schütteln Sie das Glas nach Möglichkeit mehrmals pro Woche und achten Sie auf den Flüssigkeitspegel. Bei Bedarf noch etwas mehr Wodka nachfüllen.

Tinktur aus Schafgarbe und Schneeballrinde (Fortsetzung)

5 Nach der Ziehzeit die Tinktur durch ein feinmaschiges Sieb in ein zweites 1-Liter-Glas oder einen großen Messbecher abgießen, in Flaschen abfüllen und beschriften. Bei kühler Raumtemperatur und vor Sonneneinstrahlung geschützt aufbewahren. Die Wirksamkeit der Tinktur nimmt nach einem Jahr allmählich ab; sie kann jedoch bis zu 5 Jahre lang bedenkenlos eingenommen werden.

6 Zur Anwendung nehmen Sie so oft wie nötig ½ Teelöffel von der Tinktur in etwas (mindestens 30 ml) Wasser ein, um Menstruationskrämpfe zu lindern.

Gut zu wissen

Die Traditionelle Chinesische Medizin vergleicht die verschiedenen Heilpflanzen eines Naturheilmittels mit den Rollen, die Menschen in der Gesellschaft spielen. Um diese Metapher ein bisschen zu modernisieren, könnten wir diese Zutaten stattdessen auch mit Teilnehmern einer Besprechung vergleichen. Pflaumenblättriger Schneeball und Schafgarbe sind die Konferenzleiter: Sie sind für die Behandlung des Hauptproblems zuständig. Löwenzahn ist der Assistent, der die Konferenzleiter unterstützt. Ingwer ist der Moderator: Er sorgt für eine gute Durchblutung, damit die Inhaltsstoffe der Tinktur auch wirklich dorthin gelangen, wo sie gebraucht werden. Die Süßholzwurzel erfüllt mit ihrem süßen Aroma eine ähnliche Funktion wie Tee und Kekse bei einer Vorstandssitzung: Schon eine winzig kleine Menge sorgt für Harmonie und erleichtert es den anderen Heilpflanzen, sich miteinander zu vertragen.

Ingwerkompresse

NUTZEN UND ANWENDUNG: Lindert Menstruationskrämpfe, vor allem in Verbindung mit dunkelrotem oder braunem Blut und Blutklumpen

WARNHINWEIS: Nicht während der Schwangerschaft anwenden

ERGIBT: 1 Behandlung

- **ca. 15 Zentimeter langes (oder 60 Milligramm schweres) Stück frische Ingwerwurzel, geschält und fein gehackt**
- **480 ml Wasser**
- **2 Waschlappen oder kleine Handtücher**
- **Kirschkernkissen oder Wärmflasche**

1 Ingwer und Wasser in einem kleinen Topf zum Kochen bringen; dann die Hitze zurückschalten und teilweise zugedeckt 20 Minuten köcheln lassen.

2 Die Flüssigkeit etwas abkühlen lassen: Sie sollte sehr warm, aber nicht so heiß sein, dass Sie sich daran verbrennen. In einen hitzebeständigen Behälter absieben und den Sud dann sofort wieder in den Topf zurückgeben.

3 Einen Waschlappen oder ein kleines Handtuch mit der Ingwerflüssigkeit tränken und auswringen, sodass die Kompresse zwar nass, aber nicht tropfnass ist. Legen Sie sie auf den schmerzenden Bereich und decken Sie sie mit dem zweiten (trockenen) Waschlappen bzw. Handtuch ab. Eine Wärmflasche oder ein warmes Kirschkernkissen darüberlegen.

4 Die Kompresse 20 Minuten lang auf Ihrem Unterleib belassen. Falls Ihre Beschwerden danach verschwunden sind, bewahren Sie die restliche Flüssigkeit bis zu 3 Tage lang im Kühlschrank auf für den Fall, dass Sie zu einem späteren Zeitpunkt Ihres Zyklus, noch eine weitere Kompresse benötigen. Falls Sie immer noch Krämpfe haben sollten, können Sie den Ingwersud wieder aufwärmen und Schritt 3 beliebig oft wiederholen.

Gut zu wissen

Bei starken Krämpfen kombinieren Sie diese Behandlung mit der Tinktur aus Schafgarbe und Schneeballrinde (siehe voriges Rezept). Für eine noch stärkere schmerzlindernde Wirkung können Sie ¼ Tasse Rinde vom Pflaumenblättrigen Schneeball (*Viburnum prunifolium*) oder Gewöhnlichen Schneeball (*Viburnum opulus*) und 1 Esslöffel Cayennepfeffer (plus weitere 60 ml Wasser) zu den Zutaten dieses Rezepts hinzufügen.

Löwenzahnblättertee

NUTZEN UND ANWENDUNG: Verstärkt den Harndrang und trägt zur Ausschwemmung von Wasseransammlungen im Körper bei

WARNHINWEIS: Bei Einnahme von blutverdünnenden oder gerinnungshemmenden Medikamenten, Lithium oder medikamentösen Diuretika nicht trinken

ERGIBT: 1 Portion

- **2 Esslöffel getrocknete Löwenzahnblätter**
- **480 ml heißes Wasser**

1. Den Löwenzahn in ein 1-Liter-Einmachglas geben, mit heißem Wasser übergießen und umrühren, bis die Blätter sich mit dem Wasser vollgesaugt haben.
2. Den Tee 20 Minuten ziehen lassen und dann durch ein feinmaschiges Sieb in einen großen Teetopf oder ein zweites Einmachglas abgießen und trinken. Danach sollten Sie innerhalb von 90 Minuten eine Zunahme Ihres Harnvolumens und der Häufigkeit des Wasserlassens feststellen.
3. Falls die Wasseransammlungen am nächsten Tag immer noch nicht verschwunden sein sollten, trinken Sie noch eine Dosis dieses Tees. Außerdem sollten Sie darauf achten, viel Wasser zu trinken und sich natriumarm zu ernähren. Wenn die Wasseransammlungen trotzdem weiterhin bestehen, fragen Sie Ihren Arzt um Rat.

Gut zu wissen
Löwenzahnblätter und -wurzeln haben unterschiedliche medizinische Eigenschaften, obwohl beide Pflanzenteile bitter schmecken und kühlend wirken. Löwenzahnblätter sind ein kaliumsparendes Diuretikum mit hohem Gehalt an wertvollen Inhaltsstoffen, während Löwenzahnwurzel die Leber in ihrer Funktion unterstützt. Löwenzahnblüten bieten ebenfalls verschiedene Vorteile: Man kann sie als Zutat zu Gerichten verwenden oder in Oliven-, Sesam- oder Jojobaöl ziehen lassen; das ergibt ein hervorragendes Massageöl gegen Muskelkater.

Tee aus frischen Löwenzahnblättern gegen Wasseransammlungen im Körper

NUTZEN UND ANWENDUNG: Hilft gegen Schwellungen und aufgetriebenen Leib aufgrund von Wasseransammlungen

WARNHINWEIS: Bei Einnahme von Diuretika und blutverdünnenden, gerinnungshemmenden oder blutdrucksenkenden Medikamenten nicht trinken

ERGIBT: 1 Portion

- **½ gehäufte Tasse frische Löwenzahnblätter, gewaschen**
- **600 ml Wasser**

1 Löwenzahnblätter und Wasser in einem kleinen Topf zum Kochen bringen, dann die Hitze zurückschalten und 15 Minuten leicht köcheln lassen, bis die Blätter zusammengefallen sind und das Wasser einen grünlichen Schimmer hat. Den Topf vom Herd nehmen.

2 Ein feinmaschiges Sieb auf eine Teetasse oder einen Teebecher legen und die Flüssigkeit mit dem Löffel durch das Sieb schöpfen, damit keine Löwenzahnblätter in den Tee gelangen. Die im Sieb verbliebenen Blätter können Sie entweder essen oder wegwerfen.

3 Um eine optimale Wirkung zu erzielen, sollten Sie die ganze Portion Löwenzahnblättertee trinken. Danach sollten Sie innerhalb von 90 Minuten eine Zunahme Ihres Harnvolumens und der Häufigkeit des Wasserlassens feststellen. Falls die Wasseransammlungen am nächsten Tag immer noch nicht verschwunden sein sollten, trinken Sie noch eine Dosis dieses Tees. Außerdem sollten Sie darauf achten, viel Wasser zu trinken und sich natriumarm zu ernähren. Wenn die Wasseransammlungen trotzdem weiterhin bestehen, fragen Sie Ihren Arzt um Rat.

Gut zu wissen

Wenn Sie wissen, wie man Tee aus frischen und getrockneten Löwenzahnblättern herstellt, können Sie Wasseransammlungen im Körper schnell abhelfen, selbst wenn Sie keinen gut sortierten Kräutervorrat und auch keinen Naturkostladen in Ihrer Nähe haben. Sobald Sie die vielen heilsamen Wirkungen von Löwenzahnblättern am eigenen Leib erfahren haben, werden Sie vielleicht auch feststellen, dass es Sie weniger nervt, wenn Ihnen diese Pflanze mehr oder weniger überall begegnet – weil Sie sie jetzt nicht mehr als lästiges Unkraut betrachten. Wenn Sie sich dabei ertappen, wie Sie über die heldenhaften kleinen Löwenzahnpflänzchen lächeln, die sich durch Risse im Bürgersteig dem Tageslicht entgegendrängen, wissen Sie, dass Sie tatsächlich zu einem Heilpflanzenliebhaber geworden sind!

PMS-Behandlungsstrategie

NUTZEN UND ANWENDUNG: Gleicht Ihre Energie und Ihren Hormonhaushalt aus, sodass Sie sich in allen Phasen des Menstruationszyklus' wohlfühlen

WARNHINWEIS: Keiner

ERGIBT: ausgewogeneren Hormonhaushalt

- **Sonnenaufgang als Medizin (siehe Kapitel 7)**
- **240 ml Löwenzahnwurzel-Entgiftungskur für die Leber, 1 x täglich (siehe Kapitel 9)**
- **20–30 Minuten körperliche Aktivität pro Tag**
- **1 Portion Helmkraut-Kudzuwurzel-Tee gegen Muskelverspannungen (siehe Kapitel 7)**
- **1–2 Stresslindernde Bäder mit Salz aus dem Toten Meer (siehe Kapitel 7)**
- **Omega-3-Browniekugeln für entspannte Muskeln (siehe Kapitel 8)**
- **Avocado-Kakao-Trüffeln (siehe Rezept in diesem Kapitel)**

1 Ihre Selbstfürsorge während der Zeit zwischen Ihren Monatsblutungen hat großen Einfluss auf Ihre Periode. Aufenthalt im Sonnenlicht trägt dazu bei, Ihren Hormonhaushalt (einschließlich Ihrer Schilddrüsen- und Fortpflanzungshormone) wieder in Ordnung zu bringen. Löwenzahnwurzeltee hilft der Leber, überschüssige Hormone aus dem Blutkreislauf herauszufiltern, sodass es Ihnen in der Woche vor Ihrer Menstruation sehr viel besser gehen wird. Regelmäßige Bewegung hebt die Stimmung, bringt die Lebensenergie Ihres Körpers in Bewegung und verbessert die Durchblutung des Beckens, sodass Sie nicht so leicht Krämpfe bekommen.

2 Während Ihrer PMS-Beschwerden sollten Sie bestimmte Naturheilmittel parat haben, um Ihr Leben einfacher und angenehmer zu gestalten. Der Helmkraut-Kudzuwurzel-Tee gegen Muskelverspannungen schmeckt zwar vielleicht nicht besonders gut, ist aber ein wahres Wundermittel gegen Wut, Frustration und Muskelverspannungen bei PMS. Das Stresslindernde Bad mit Salz aus dem Toten Meer ist eine gesunde Art der Entspannung und Selbstfürsorge. Heißhunger auf Schokolade ist oft ein Zeichen dafür, dass der Körper Magnesium und „Wohlfühl-Nervenbotenstoffe" benötigt. Ignoriert man diesen Heißhunger, so kann das zu Essattacken führen, vor allem, wenn die Willenskraft bereits durch körperlichen oder emotionalen Stress geschwächt ist. Also gönnen Sie sich gesunde Leckereien wie die Omega-3-Browniekugeln für entspannte Muskeln oder die Avocado-Kakao-Trüffeln!

Aphrodisierendes Oxymel

NUTZEN UND ANWENDUNG: Verhilft Ihnen in stressigen Zeiten zu einer gesunden Libido

WARNHINWEIS: Nicht einnehmen, wenn bei Ihnen bereits Schizophrenie, manische Episoden, Blutungs- oder Gerinnungsstörungen aufgetreten sind oder wenn Sie Digoxin, Neuroleptika, Lithium, blutverdünnende oder gerinnungshemmende Medikamente einnehmen

ERGIBT: ca. 120 ml

- **2 Esslöffel getrocknete Damianablätter**
- **2 Esslöffel getrocknete Sibirische Ginsengwurzel (*Eleutherococcus senticosus*)**
- **½ Esslöffel Muskat, frisch gemahlen**
- **1 Esslöffel Kardamomkapseln oder 1 Teelöffel Kardamompulver**
- **60 ml plus 2 Esslöffel Wasser**
- **120 ml Apfelessig**
- **¼ Tasse plus 1 Esslöffel Rohhonig**

1. Damianablätter, Ginseng, Muskat, Kardamom und Wasser in einem kleinen Topf unter ständigem Umrühren bei mittlerer bis niedriger Hitze ca. 5 Minuten erwärmen, bis die Kräuter ihren Duft entfaltet und den größten Teil des Wassers aufgesaugt haben.
2. Den Apfelessig hinzufügen, bei sehr schwacher Hitze zum Köcheln bringen, umrühren und teilweise zudecken. Die Mischung bei schwacher Hitze 10 Minuten lang erwärmen (Küchenuhr stellen!). Die Hitze sollte so schwach sein, dass die Mischung kaum brodelt.
3. Nach 10 Minuten die Herdplatte ausschalten, den Topf zudecken und das Ganze noch 10 Minuten durchziehen lassen.
4. Den Essigaufguss durch ein feinmaschiges Sieb in einen Messbecher abgießen. Nachdem Sie möglichst viel Flüssigkeit aus den Kräuterrückständen herausgedrückt haben, sollten ca. 60 ml Infusion entstanden sein. Geben Sie dieser Infusion die gleiche Menge Rohhonig zu und rühren Sie um. Das fertige Oxymel in Flaschen abfüllen. Achten Sie darauf, die Flaschen eindeutig zu beschriften!

Aphrodisierendes Oxymel (Fortsetzung)

5 Sie können jeden Tag ½ Esslöffel von diesem Oxymel einnehmen, um in stressigen Zeiten etwas für Ihre Libido zu tun. Falls Sie noch ein bisschen mehr Anregung brauchen, um in Stimmung zu kommen, nehmen Sie ca. 30 Minuten vor Beginn der sexuellen Aktivität zusätzlich ½ Esslöffel davon ein.

Gut zu wissen
Dieses Oxymel ist ein aphrodisierendes Stärkungsmittel. Es hat vielleicht keine sofortige Auswirkung auf Ihr sexuelles Verlangen, sondern füllt im Lauf der Zeit Ihre Kraftreserven wieder auf, an denen Libidokiller wie Stress und Erschöpfung gezehrt haben. Sibirischer Ginseng ist ein Adaptogen, das dem Körper hilft, sich von Stress zu erholen und widerstandsfähiger zu werden. Wissenschaftliche Untersuchungen zeigen, dass Damiana das sexuelle Verlangen stärkt und die Erholungsphase (eine Zeit nach intensiver sexueller Stimulation, in der der Körper nicht auf weitere erotische Reize reagiert) verkürzt. Letztendlich sind Aphrodisiaka etwas sehr Individuelles: Alles, was Ihnen dabei hilft, sich zu entspannen, Ihr Herz zu öffnen und sinnlichen Genuss im jetzigen Augenblick zu erleben, kann ein Aphrodisiakum sein.

Avocado-Kakao-Trüffeln

NUTZEN UND ANWENDUNG: Als Nachtisch eines romantischen Essens zu zweit genießen, um für die Liebe in Stimmung zu kommen

WARNHINWEIS: Keiner

ERGIBT: ca. 12 Trüffeln

- **5 Medjool-Datteln, entsteint**
- **120 ml heißes Wasser**
- **Fleisch von 1 mittelgroßen Avocado**
- **½ Teelöffel Zimt (in ¼-Teelöffel-Portionen)**
- **½ Teelöffel Kardamompulver (in ¼-Teelöffel-Portionen)**
- **5 Esslöffel Kakaopulver plus 1 Esslöffel für den Überzug**
- **1 ½ Esslöffel zerlassenes Kokosöl**
- **¼ Teelöffel Meersalz**
- **⅛ Teelöffel grobe Meersalzflocken**

1. Die Datteln mit so viel heißem Wasser übergießen, dass sie bedeckt sind, und 5 Minuten in dem Wasser weichen lassen.
2. Die Datteln aus dem Wasser herausnehmen (Einweichwasser aufbewahren) und zusammen mit 2 Esslöffeln von dem Einweichwasser in die Schüssel einer Küchenmaschine geben. Ca. 3–4 Minuten pürieren, bis eine glatte Paste entsteht. Sie können bis zu 2 zusätzliche Esslöffel Dattelwasser hinzufügen und/oder den Püriervorgang bei Bedarf unterbrechen, um feste Dattelbestandteile von den Seitenwänden der Schüssel abzukratzen.
3. Die Avocado, ¼ Teelöffel Zimt, ¼ Teelöffel Kardamompulver, 5 Esslöffel Kakaopulver, das zerlassene Kokosöl und ¼ Teelöffel Meersalz zugeben und so lange in der Küchenmaschine pürieren, bis eine glatte Mischung entsteht. Den Teig für ca. 30 Minuten (bis er fest genug ist, um sich zu Trüffeln formen zu lassen) in den Kühlschrank stellen.
4. Den restlichen Esslöffel Kakaopulver auf ein Tablett oder in eine flache Schale streuen, den restlichen ¼ Teelöffel Zimt und ¼ Teelöffel Kardamom hinzufügen und umrühren, bis sich alle Zutaten miteinander vermischt haben.

Avocado-Kakao-Trüffeln (Fortsetzung)

5 Mit einem runden Esslöffel jeweils 1 Esslöffelportion Trüffelteig aus der Schüssel nehmen und zu einer Kugel formen.

6 Die Trüffeln in der flachen Schale mit dem Kakaopulver und den Gewürzen wälzen, bis sie rundum damit bestäubt sind. Jede Trüffel mit 1 Prise grober Meersalzflocken bestreuen. Mindestens 30 Minuten vor dem Servieren in den Kühlschrank stellen. Etwaige Reste können Sie in einer mit Backpapier ausgekleideten Dose (oder einem anderen Gefäß) im Kühlschrank aufbewahren und innerhalb von 48 Stunden verzehren.

Gut zu wissen

Schokolade mag eines der berühmtesten Aphrodisiaka der Welt sein; doch auch Avocados stehen in dem Ruf, die Libido zu stärken. Nach Meinung von Ernährungswissenschaftlern wirkt der hohe Vitamin-E-Gehalt von Avocados sich positiv auf die Fruchtbarkeit aus, und immer mehr wissenschaftliche Untersuchungen zeigen, dass diese Frucht auch gesund für Herz und Gefäße ist. Was hat ein gesundes Herz-Kreislauf-System mit Sex zu tun? Erstens können Arteriosklerose und Plaques die Durchblutung des Beckens und damit auch den sexuellen Genuss beeinträchtigen und bei Männern sogar Erektionsstörungen verursachen. Diese Trüffeln tragen nicht zu solchen Problemen bei, sondern können Ihnen im Gegenteil sogar zu einem erfüllteren Liebesleben verhelfen.

Sinnliches Ingwer-Kokosnuss-Massageöl

NUTZEN UND ANWENDUNG: Regt die Sinne an und entspannt die Muskulatur

WARNHINWEIS: Nicht einnehmen; nicht während der Schwangerschaft oder im Genitalbereich anwenden

ERGIBT: 300 ml

- **ca. 15 Zentimeter langes Stück frische Ingwerwurzel, geschält und klein geschnitten**
- **240 ml extra natives Kokosöl**
- **60 ml Jojobaöl**
- **20 Tropfen Muskatöl**

1. Ingwer, Kokos- und Jojobaöl 2 Stunden lang in einem Wasserbad über köchelndem Wasser erwärmen. (Überprüfen Sie den Wasserpegel nach 1 Stunde und geben Sie mehr Wasser hinzu, falls er zu niedrig sein sollte.)
2. Das Öl durch ein mit einem Seihtuch ausgekleidetes, feinmaschiges Sieb abgießen (Ingwerrückstände wegwerfen) und Muskatöl hinzufügen.
3. Das Öl in ein Glas mit weiter Öffnung geben. (Das ist wichtig, da dieses Öl bei Temperaturen unter 25°C halbfest wird und sich nicht gießen lässt). Das Glas beschriften und das Öl bei Zimmertemperatur bis zu 1 Jahr lang aufbewahren.
4. Zur Anwendung mit lockeren Händen und langsamen, fließenden Bewegungen in die Haut einmassieren.

Gut zu wissen

Sexuelle Lust hängt von Ihrer Fähigkeit ab, körperliche Empfindungen intensiv wahrzunehmen und zu genießen. Dieses Massageöl löst Muskelverspannungen, die das Genussempfinden bei zärtlichen Berührungen beeinträchtigen können, während der vielschichtige, köstliche Duft über den Geruchssinn das Gefühlsleben anspricht. Wenn Sie dieses Öl vor sexuellen Aktivitäten regelmäßig anwenden, wird Ihr Unterbewusstsein eine Assoziation zwischen diesem Duft und dem bevorstehenden sexuellen Genuss herstellen. Sobald diese Assoziation stärker wird, stellt sich mit der Zeit auch eine aphrodisierende Wirkung ein.

Aloe-Rosenwasser-Gleitmittel

NUTZEN UND ANWENDUNG: Verstärkt die sexuelle Lust und schützt empfindliches Gewebe

WARNHINWEIS: Keiner

ERGIBT: ca. 4 Anwendungen

- **60 ml frisches Aloe-vera-Gel (siehe Rezept in Kapitel 3)**
- **30 ml Rosenwasser**

1. Aloe-vera-Gel und Rosenwasser in einem Mixer oder einer Küchenmaschine je nach Art des Geräts ca. 1–3 Minuten lang auf hoher Stufe zu einer glatten Mischung verarbeiten.
2. Im Kühlschrank in einem Behälter mit Deckel bis zu 1 Woche aufbewahren oder in einer Eiswürfelschale einfrieren, sodass Sie bei Bedarf einzelne „Portionen" auftauen können.
3. Zur Verwendung als Gleitmittel geben Sie 1–2 Esslöffel von dem Gel in ein sauberes Schälchen und tragen es bei Bedarf auf. Bei Anwendung nach Einfrieren oder Aufbewahrung im Kühlschrank muss das Gel sich vor dem Auftragen zunächst auf Zimmertemperatur erwärmen.

Gut zu wissen

Dies ist eine sichere Alternative zu dem beliebtesten natürlichen Gleitmittel: Kokosöl. Obwohl Kokosöl sich für viele Paare ganz hervorragend als Gleitmittel eignet, hat es doch zwei große Nachteile: Erstens verträgt dieses Öl sich nicht mit Latexkondomen; zweitens kann es bei manchen Frauen das Risiko von Scheidenpilzinfektionen und bakterieller Vaginose erhöhen. Aloe-vera-Gel ist wasserhaltig, hat also mehr Ähnlichkeit mit Ihren natürlichen Körperflüssigkeiten als ein Gleitmittel auf Ölbasis und kann auch in Verbindung mit Latexkondomen problemlos angewendet werden.

Erste Schritte zur Kinderwunscherfüllung

NUTZEN UND ANWENDUNG: Dieses Behandlungsprogramm hilft Ihnen, in einer Haltung innerer Offenheit und Leichtigkeit an Ihren Kinderwunsch heranzugehen und dabei mitfühlend mit sich selbst umzugehen

WARNHINWEIS: Nicht anwenden, wenn Sie bereits seit über einem Jahr versuchen, ein Baby zu bekommen, unter Erkrankungen der Fortpflanzungsorgane leiden oder schon über 40 Jahre alt sind; dann sollten Sie mit Ihrem Arzt über das Problem sprechen.

ERGIBT: 1 Woche Unterstützung bei der Erfüllung Ihres Kinderwunschs

- **Sonnenaufgang als Medizin (siehe Kapitel 7)**
- **Tägliche Dokumentation Ihres Zyklus (siehe Schritt 2)**
- **1 Portion Brennnesseltee für kräftige Haare, Nägel und Zähne (siehe Kapitel 4)**
- **3 Portionen Himbeerblätter-Gebärmuttertonikum (siehe Rezept in diesem Kapitel)**
- **Starker Beruhigungstee mit Passionsblumen und Helmkraut (siehe Kapitel 7) als Mittel zum Stressabbau**

1 Sonnenaufgang als Medizin sorgt für einen ausgewogenen Hormonhaushalt, indem die Aktivität Ihrer Zirbeldrüse und Hypophyse reguliert wird. Das Mittel ist wirksam und hundertprozentig nebenwirkungsfrei.

2 Nutzen Sie jeden Tag eine App zur Dokumentation Ihres Zyklus' (Basaltemperatur, Beschaffenheit des Zervixschleims, Zervixposition und Menstruationstage), damit Sie den Geschlechtsverkehr so planen können, dass er auf Ihre fruchtbaren Tage fällt.

3 Eine nährstoffreiche Ernährung ist für Fruchtbarkeit und Empfängnis sehr wichtig. Ihr Speiseplan sollte viel Gemüse, gesunde Fette, Obst, Vollkornprodukte und Hülsenfrüchte enthalten. Trinken Sie Tees, die Ihrem Körper noch mehr wichtige Nährstoffe liefern (Brennnesseltee für kräftige Haare, Nägel und Zähne) und gesund für die Gebärmutter sind (Himbeerblätter-Gebärmuttertonikum). Trinken Sie jeden Tag 480 ml von diesen Tees mit dem Ziel, Ihrem Körper drei ganze Portionen Himbeerblätter-Gebärmuttertonikum und 1 Portion Brennnesseltee für kräftige Haare, Nägel und Zähne pro Woche zuzuführen.

Erste Schritte zur Kinderwunscherfüllung (Fortsetzung)

4 Tun Sie etwas gegen Ihren Stress. Wie bei allen Säugetieren gibt es auch bei uns Menschen körpereigene Mechanismen, die die Empfängnis erschweren oder unmöglich machen, wenn die Frau unter starkem Stress steht. Trinken Sie eine Tasse von dem Beruhigungstee mit Passionsblumen und Helmkraut, wann immer Sie unter Ängsten oder Nervosität leiden oder sich überfordert fühlen! Das ständige Hin- und Hergrübeln, ob Ihr Kinderwunsch sich nun erfüllen wird oder nicht, ist eine starke psychische Belastung. Versuchen Sie, diesen Stress durch körperliche Aktivität und Tagebuchschreiben abzubauen und suchen Sie sich Unterstützung in Ihrem sozialen Umfeld.

Gut zu wissen
Ich halte mich in meiner Praxis an folgende Faustregel: Maßnahmen zur Beeinflussung der weiblichen Fortpflanzungshormone zeigen ihre volle Wirkung oft erst nach drei Menstruationszyklen. Daher empfehle ich, es 3 Monate lang mit diesen Selbsthilfemaßnahmen zur Erfüllung Ihres Kinderwunschs zu versuchen, bevor Sie irgendwelche negativen Schlussfolgerungen ziehen. Nach Ablauf dieser Frist können Sie entscheiden, ob Sie zusätzliche Hilfe bei einem auf Frauenheilkunde spezialisierten Pflanzenheilkundler oder einem Arzt (oder beiden!) suchen möchten.

Brustöl mit Kermesbeerwurzel und Geranie

NUTZEN UND ANWENDUNG: Lindert Schwellungen, Schweregefühl und Schmerzempfindlichkeit der Brüste bei PMS

WARNHINWEIS: Nicht während der Schwangerschaft oder Stillzeit anwenden

ERGIBT: ca. 240 ml

- **120 ml extra natives Olivenöl**
- **120 ml Jojobaöl**
- **½ Tasse frische, gehackte (oder ¼ Tasse getrocknete) Kermesbeerwurzel**
- **40 Tropfen Geranienöl**

1 Olivenöl, Jojobaöl und Kermesbeerwurzel in einem Wasserbad bei schwacher Hitze 2 Stunden lang erwärmen. Alle 30 Minuten kontrollieren, bei Bedarf Wasser nachfüllen und darauf achten, dass das Öl nicht zu heiß wird. (Wenn das Öl Blasen zu bilden beginnt, schalten Sie die Herdplatte aus und lassen das Öl 30 Minuten lang abkühlen, bevor Sie die Platte wieder einschalten.) Nach zweistündiger Ziehzeit von der Herdplatte nehmen und abkühlen lassen.

2 Das Öl durch ein mit Seihtuch ausgekleidetes, feinmaschiges Sieb in eine kleine Schüssel oder einen Messbecher abgießen. Drücken Sie das Seihtuch mit den Händen kräftig aus, um möglichst viel von dem Kräuteröl herauszupressen. Die Kermesbeerwurzelrückstände wegwerfen; Haustiere oder Kinder könnten von ihrem Verzehr krank werden.

3 Geben Sie zuerst das Geranienöl in die Flasche, in der Sie das Öl aufbewahren möchten. (Ein 0,5-Liter-Einmachglas eignet sich sehr gut für diesen Zweck.) Dann gießen Sie das Kräuteröl – wenn nötig mithilfe eines Trichters – in die Flasche und verschließen diese mit einem Deckel. Die Flasche mit dem Warnhinweis „Nicht zum Verzehr“ bzw. „Nicht für die Einnahme geeignet“ beschriften, bei Zimmertemperatur außer Reichweite von Kindern aufbewahren und innerhalb eines Jahres verbrauchen.

4 Das Öl reichlich auf Ihre Brüste und das umliegende Gewebe auftragen. Massieren Sie jede Brust mit kreisenden, aufwärtsgerichteten Streichbewegungen bis zur Achselhöhle, wo die Lymphknoten liegen, und verweilen Sie bei schmerzenden oder geschwollenen Bereichen besonders lange.

Bockshornkleesamen zur Förderung der Milchbildung

NUTZEN UND ANWENDUNG: Regt die Milchbildung während der Stillzeit an

WARNHINWEIS: Nicht zu viel von diesem Mittel verzehren; falls Sie Metformin einnehmen oder Insulin spritzen, fragen Sie vorher Ihren Arzt um Rat.

ERGIBT: ca. 1 Tasse

- **⅛ Tasse ganze Bockshornkleesamen**
- **Wasser zum Einweichen**
- **2 Knoblauchzehen, geschält**
- **Saft von 1 Zitrone**
- **½ Bund Korianderkraut mit Stängeln, gehackt**
- **½ Teelöffel Salz**
- **½ Teelöffel Kreuzkümmelpulver**
- **1 Esslöffel Wasser**

1. Die Bockshornkleesamen für 48 Stunden in einer großen Schüssel Wasser einweichen und das Wasser einmal täglich wechseln, um den bitteren Geschmack abzumildern. Nach dem Einweichen die Samen abspülen und abtropfen lassen.
2. Die Knoblauchzehen 30 Sekunden lang in einer Küchenmaschine zerkleinern. Dann die eingeweichten Bockshornkleesamen, Zitronensaft, Korianderkraut, Salz und Kreuzkümmel hinzufügen, 1 Minute lang pürieren, dann unterbrechen und etwaige feste Bestandteile von den Seitenwänden der Schüssel herunterkratzen. 1 Esslöffel Wasser dazugeben und weitere 2–3 Minuten pürieren, bis eine völlig glatte Mischung entsteht.
3. In einem Behälter mit Deckel im Kühlschrank bis zu 1 Woche lang aufbewahren und als Dip zu Vollweizen-Pittabrot reichen, über warme Kichererbsen geben oder in Hummus einrühren.

Kohlwickel

NUTZEN UND ANWENDUNG: Hilft gegen Milchstau und zu starkem Milcheinschuss während der Stillzeit; dient zur Vorbeugung und Behandlung einer Brustdrüsenentzündung (Mastitis)

WARNHINWEIS: Falls Ihr Körper seine Milchproduktion nicht einstellen soll, dürfen Sie diesen Wickel nicht zu oft anwenden.

ERGIBT: 1 Behandlung

- **1 Weißkohlblatt (vorher in den Kühlschrank legen)**

1 Das Kohlblatt mit einem Nudelholz walken, bis es etwas weicher wird.
2 Das erweichte Kohlblatt auf die betroffene Brust legen. Falls Sie das Blatt unter Ihrem BH auflegen möchten, decken Sie es vorher mit einem Stück sauberen Stoff ab. Achten Sie darauf, dass Ihr BH nicht zu eng anliegt, da dies zu einer Mastitis führen kann!
3 Das Kohlblatt 20 Minuten einwirken lassen. Wiederholen Sie diese Behandlung bis zu dreimal täglich, um einem Milchstau entgegenzuwirken.

Gut zu wissen
Wenn Sie aktiv stillen, sollten Sie die Häufigkeit dieser Behandlung langsam steigern, um festzustellen, wie sie sich auf Ihre Milchproduktion auswirkt. Beginnen Sie mit einem Kohlwickel pro Brust und Tag und steigern Sie die Behandlungshäufigkeit dann allmählich. Wenn Sie laktieren, aber nicht stillen, und Ihr Körper seine Milchproduktion einstellen soll, sollten Sie diesen Kohlwickel häufiger anwenden und zusätzlich Salbeitee trinken.

Schlusswort

WIE GEHT ES JETZT WEITER? NÄCHSTE SCHRITTE, INFORMATIONS- UND BEZUGSQUELLEN

Ich hoffe, dass die Rezepte in diesem Buch Ihren Appetit darauf geweckt haben, mehr über Naturheilkunde zu erfahren. Ein einführendes Buch wie dieses kann natürlich nur erste Einblicke in dieses Gebiet vermitteln; doch hoffentlich sind jene für Sie verlockend genug, um sich weiter damit zu beschäftigen. In diesem letzten Kapitel möchte ich Sie dazu ermutigen, noch mehr über pflanzliche Heilmittel zu lernen und damit zu experimentieren. Außerdem werde ich Ihnen ein paar Informations- und Bezugsquellen nennen, anhand deren Sie Ihr Wissen vertiefen können.

Experimentieren Sie ruhig ein bisschen!

Bei der Herstellung eigener pflanzlicher Heilmittel sollten Sie meine Anweisungen zunächst genau befolgen. Doch sobald Sie wissen, wie man Tees, Tinkturen, Sirupe, Oxymele und andere in diesem Buch beschriebene Naturheilmittel zubereitet, werden Sie vielleicht Lust haben, die Rezepte ein bisschen abzuwandeln. Vielleicht möchten Sie beispielsweise etwas Ingwer zu einem Rezept hinzufügen; oder Sie haben gerade keinen Zimt im Haus und wollen ausprobieren, wie der Würzige Holunderbeersirup (siehe Kapitel 5) ohne Gewürze schmeckt. Tun Sie es ruhig! Die meisten Rezepte in diesem Buch lassen sich problemlos abwandeln und eignen sich auch gut zum Experimentieren. Hier ein paar Faustregeln, die Sie beachten sollten, wenn Sie Rezepte verändern oder Zutaten durch andere ersetzen:

- Verändern Sie nichts am Mengenverhältnis flüssiger und fester Zutaten. Dieses Prinzip gilt auch für das Verhältnis zwischen flüssigen Ölen und Kokosöl, Wachs oder fester Butter in Hautpflegepräparaten.
- Wenn Sie Heilpflanzen oder Gewürze durch andere ersetzen, sollten Sie dabei nicht nur die gesundheitsfördernde Wirkung der betreffenden Zutat, sondern auch ihren Geschmack und ihre „Temperatur" im Auge behalten. Löwenzahnblätter sind zum Beispiel kalt und schmecken bitter. Knoblauch ist heiß und hat einen scharfen Geschmack. Ziehen Sie zu diesem Zweck die Informationen in Kapitel 2 dieses Buches zurate oder machen Sie sich in einem guten Nachschlagewerk zum Thema Heilpflanzen schlau: Dort finden Sie ausführliche Beschreibungen der Eigenschaften und Anwendungsmöglichkeiten von Heilkräutern aller Art.
- Ersetzen Sie nach Möglichkeit immer nur eine Zutat pro Rezept durch eine andere. Zu viele Veränderungen auf einmal würden Ihnen den Lernprozess nur unnötig erschweren.
- Führen Sie Buch über positive Veränderungen an den Rezepten und solche, die keine guten Resultate erbringen. So können Sie Ihre besten Innovationen bei Bedarf wiederholen und vermeiden, denselben Fehler zweimal zu machen.

Sobald Sie sich sicher genug fühlen, um ein Naturheilmittel an die individuellen Bedürfnisse der Person anzupassen, für die Sie es herstellen, werden Sie mit Ihrer Arbeit viel mehr Erfolg und auch mehr Freude daran haben. Wenn Sie sich intensiv mit diesem Gebiet beschäftigen und es mit ein bisschen Kreativität betreiben, können Sie maßgeschneiderte Naturheilmittel für sich und Ihre Freunde und Angehörigen entwickeln.

Wann sollte man einen Pflanzenheilkundler zurate ziehen?

Ich bin in diesem Buch immer wieder darauf eingegangen, welche Probleme man bedenkenlos mit Hausmitteln behandeln kann und wann man medizinische Hilfe benötigt. Es gibt aber auch noch eine dritte Frage, die ich bisher noch nicht beantwortet habe: nämlich, wann man einen

Heilpflanzenkenner zurate ziehen sollte. Ein solcher Fachmann kann Ihnen dabei helfen, auch gesundheitliche Probleme, die für Selbsthilfemaßnahmen zu kompliziert oder verwirrend sind, mit Naturheilmitteln zu behandeln. Ein Pflanzenheilkundler kann Ihnen oft selbst dann noch wirksame Therapieoptionen aufzeigen, wenn Ihr Arzt trotz medizinischer Tests und Untersuchungen nicht herausfinden konnte, was Ihnen fehlt. Heilpflanzenexperten kann man übrigens auch um Rat fragen, wenn man nicht unter einer bestimmten Krankheit leidet, sondern sich einfach nur gesünder und fitter fühlen möchte.

Wie findet man einen Behandler, der sich mit Heilpflanzen auskennt?

Im Gegensatz zu Akupunkteuren, Zahnärzten und Ärzten unterliegen Pflanzenheilkundler in den USA noch nicht der behördlichen Zulassungspflicht. Das bedeutet, dass es dort keine gesetzlich vorgeschriebenen Qualifikationen gibt, die man erwerben muss, bevor man sich als Pflanzenheilkundler bezeichnen darf. In Europa und den deutschsprachigen Ländern ist das anders. Hier gibt es bestimmte gesetzliche Richtlinien für Naturheilkundler, die auch Pflanzenheilkunde praktizieren. Grundsätzlich ist es natürlich immer sinnvoll, sich über einen Gesundheitsdienstleister zu informieren, bevor man sich ihm anvertraut; denn es bleibt einzig und allein Ihnen überlassen zu entscheiden, ob jemand für Sie über die notwendige Ausbildung und Erfahrung für diese Tätigkeit verfügt oder nicht. Es gibt ein paar Fragen, die Sie einem Pflanzenheilkundler stellen sollten, um zu beurteilen, ob er sich für Ihre Bedürfnisse eignet.

- Was für Qualifikationen bringt er mit? Versuchen Sie herauszufinden, wie lange er sein Fachgebiet studiert hat, wie lange er schon praktiziert und ob er irgendwelche Zeitschriftenartikel, Fallstudien oder sonstige Fachliteratur veröffentlicht hat. Solche Publikationen können Ihnen auf zweierlei Weise bei der Beurteilung Ihres zukünftigen Behandlers helfen: 1) Vielleicht können Sie sie selbst lesen, um sich einen Eindruck von seiner Sichtweise und Fachkompetenz zu verschaffen. 2) Wenn seine Arbeit in einer peer-reviewten Zeitschrift (geprüft durch Gutachter aus demselben Fachgebiet) erschienen ist, bedeutet dies, dass er einen originellen Beitrag zu diesem Fachgebiet geleistet hat, der professionellen Anforderungen entspricht und ein gewisses Maß an Kompetenz beweist.
- Hat er sich auf bestimmte Fachgebiete spezialisiert, und wenn ja, auf welche? Verfügt er über Erfahrung in der Behandlung von

Patienten, die unter ähnlichen Beschwerden leiden oder ähnliche Ziele verfolgen wie Sie? Falls nicht, könnte er sich trotzdem gut für Sie eignen, sofern er mit einem Mentor oder Vorgesetzten zusammenarbeitet, der über die entsprechende Erfahrung verfügt.
- Wenn Sie die ersten beiden Fragen positiv beantworten konnten, sollten Sie als Nächstes mit diesem Pflanzenheilkundler sprechen, um einen ersten Behandlungstermin mit ihm zu vereinbaren oder ihm zumindest ein paar Fragen zu stellen. Achten Sie darauf, wie Sie sich während dieses Gesprächs und im Anschluss daran fühlen. Falls Ihnen unwohl zumute ist oder Sie diesem Behandler womöglich sogar misstrauen, ist das ein eindeutiges Zeichen dafür, dass er sich nicht für Sie eignet.

Hier noch ein paar weitere sinnvolle Fragen an ihn direkt:

- Wie lange wird es Ihrer Einschätzung nach dauern, bis sich bei mir erste Behandlungserfolge einstellen?
- Was für Änderungen in meiner Ernährung und Lebensweise würden Sie mir empfehlen, um noch mehr Fortschritte zu machen?
- Arbeiten Sie mit Ärzten, Psychotherapeuten oder anderen Gesundheitsdienstleistern in meiner Gegend zusammen? An wen überweisen Sie Patienten, bei denen eine Behandlung mit Heilpflanzen allein nicht ausreicht?

Versuchen Sie jemanden zu finden, der gute Kontakte zu anderen Gesundheitsdienstleistern hat und Ihnen eine Vorstellung davon vermitteln kann, was Sie von einer Behandlung mit Heilpflanzen erwarten können. Das kann natürlich keine genaue Vorhersage sein; aber er sollte sich schon ein bisschen präziser ausdrücken, als einfach nur zu sagen: „Jeder Patient reagiert anders."

Empfehlungen für Lieferanten

Ich möchte Ihnen an dieser Stelle auch ein paar meiner Lieblingslieferanten nennen. Das sind Unternehmen meines Vertrauens, bei denen ich schon seit Jahren kaufe; ich hoffe, dass diese Liste für Sie als Anfänger auf dem Gebiet der Pflanzenheilkunde hilfreich sein wird. Ich unterhalte keinerlei finanzielle Beziehungen zu Unternehmen, die Heilpflanzen, Nahrungsergänzungsmittel oder Naturprodukte vertreiben, profitiere also in keiner Weise persönlich von solchen Empfehlungen. Sobald Sie wissen, wonach Sie suchen, empfehle ich Ihnen, sich nach Pflanzenheilkundlern, Survival-Experten, Naturkostgeschäften und Großhändlern für Heilpflanzen, Öle und sonstige Zutaten in Ihrer Gegend umzuschauen.

Lieferantenliste

Kräutergroßhändler:

1. Frontier Co-op: www.frontiercoop.com
2. Mountain Rose Herbs: www.mountainroseherbs.com
3. Starwest Botanicals: www.starwest-botanicals.com

Tinkturen und Kapseln:

1. Five Flavors Herbs: www.fiveflavorsherbs.com
2. Fungi Perfecti: www.fungi.com
3. Gaia Herbs: www.gaiaherbs.com
4. Herb Pharm: www.herb-pharm.com
5. Herbalist & Alchemist: www.herbalist-alchemist.com

Ätherische Öle, Trägeröle und Körperpflegeprodukte:

1. Appalachian Valley Natural Products: www.av-at.com
2. Mountain Rose Herbs: www.mountainroseherbs.com
3. Snow Lotus: www.snowlotus.org

Lassen Sie uns in Kontakt bleiben!

Inzwischen haben Sie meine Qualitäten als Lehrerin und Beraterin auf dem Gebiet der Naturheilkunde schon ein bisschen kennengelernt. Wenn Ihnen die Art und Weise gefällt, wie ich meine Informationen in diesem Buch vermittle, und Sie mit mir in Kontakt treten möchten, um mehr über meine schriftstellerischen Aktivitäten und meine Vortrags- und Unterrichtstätigkeit zu erfahren, wäre das für mich eine große Ehre! Ich bin praktizierende Pflanzenheilkundlerin und behandle Patienten aus den ganzen USA. Wenn Sie mehr über meine Praxis erfahren und über meine Vorträge, Seminare und künftigen Veröffentlichungen auf dem Laufenden bleiben, kostenlose Informationen erhalten und vielleicht sogar einen ersten Beratungstermin vereinbaren möchten, besuchen Sie meine Website www.psycheandsoma.com. Kostenlose Videokurse und weitere Informationen finden Sie auf meinem *YouTube*-Kanal www.youtube.com/user/MelanieStOurs.

Anhang A

LITERATUR-HINWEISE

Wir Pflanzenheilkundler sagen oft scherzhaft, dass man eigentlich mehrere Leben bräuchte, um diesen Beruf richtig zu beherrschen; denn auf diesem Gebiet gibt es immer wieder etwas Neues zu lernen. Der Anbau von Heilpflanzen im eigenen Garten, das Studium der menschlichen Anatomie und Physiologie, die Entwicklung neuer Rezepte und die Vertiefung des Wissens über die medizinischen Eigenschaften von Pflanzen – all das gehört zum weiten Feld der Pflanzenheilkunde. Lassen Sie sich einfach von Ihren Interessen leiten und befassen Sie sich mit den Gebieten, die Sie persönlich am meisten ansprechen.

Heilkräuter anpflanzen, pflegen und ernten

Richo Cech: *The Medicinal Herb Grower: A Guide for Cultivating Plants That Heal, Bd. 1*

Tammi Hartung: *Homegrown Herbs: A Complete Guide to Growing, Using, and Enjoying More Than 100 Herbs*

Kathi Keville: *The Aromatherapy Garden: Growing Fragrant Plants for Happiness and Well-Being*

Aromatherapie und ätherische Öle

Kathi Keville und Mindi Green: *Aromatherapie*

Julia Lawless: *Aromatherapie. Ätherische Öle für Körper und Geist*

Jean Pütz und Kurt Schnaubelt: *Praxis der Neuen Aromatherapie – Rezepte und Anwendungen*

Herstellung von Pflanzenheilmitteln

Rosalee de la Forêt: *Die Alchemie der Kräuter und Gewürze: Entfache die Heilkraft einfacher Zutaten*

Thomas Easley und Steven Horne: *The Modern Herbal Dispensatory: A Medicine-Making Guide*

Rosemary Gladstar: *Heilkräuter. Rezepte für die ganze Familie: 175 Tees, Öle, Salben, Tinkturen und viele weitere natürliche Heilmittel*

James Green: *The Herbal Medicine-Maker's Handbook: A Home Manual*

Heilende Nahrungsmittel

Annemarie Colbin: *Food and Healing: How What You Eat Determines Your Health, Your Well-Being, and the Quality of Your Life*

Paul Pitchford: *Healing with Whole Foods: Asian Traditions and Modern Nutrition*

Jessica Porter: *The Hip Chick's Guide to Macrobiotics: A Philosophy for Achieving a Radiant Mind and Fabulous Body*

Bücher und Nachschlagewerke zum Thema Pflanzenheilkunde

James A. Duke: *The Green Pharmacy Herbal Handbook: Your Comprehensive Reference to the Best Herbs for Healing*

Ted J. Kaptchuk: *Das große Buch der chinesischen Medizin: Die Medizin von Yin und Yang in Theorie und Praxis*

Guido Masé: *The Wild Medicine Solution: Healing with Aromatic, Bitter, and Tonic Plants*

Lesley Tierra: *Healing with the Herbs of Life*

David Winston und Steven Maimes: *Adaptogene: Kraft, Ausdauer und Stressabbau mit Heilpflanzen*

Natürliche Frauenheilkunde

Amanda McQuade Crawford: *Herbal Remedies for Women: Discover Nature's Wonderful Secrets Just for Women*

Aviva Jill Romm: *The Natural Pregnancy Book, Third Edition: Your Complete Guide to a Safe, Organic Pregnancy and Childbirth with Herbs, Nutrition, and Other Holistic Choices*

Toni Weschler: *Familienplanung: Das Standardwerk zur natürlichen Empfängnisverhütung, Kontrolle der Fruchtbarkeit sowie Erfüllung des Kinderwunsches*

Anhang B

VOLUMENMASSE (FÜR FLÜSSIGKEITEN)

⅛ Teelöffel = 0,5 ml

¼ Teelöffel = 1 ml

½ Teelöffel = 2 ml

1 Teelöffel = 5 ml

½ Esslöffel = 7 ml

1 Esslöffel (3 Teelöffel) = 15 ml

2 Esslöffel = 30 ml

4 Esslöffel = 60 ml

REGISTER

ÜBER DIE AUTORIN

MELANIE ST. OURS hat sich als Pflanzenheilkundlerin auf die Themen Frauenheilkunde und seelische Gesundheit spezialisiert. Sie ist Begründerin der Firma Psyche & Soma, die seit 2012 Sitz ihrer pflanzenheilkundlichen Privatpraxis ist. Kostenlose nähere Informationen finden Sie unter PsycheandSoma.com.